Zolpidem, zopiclone et conduite auto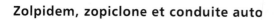

CW00548269

Mathilde Lange

Zolpidem, zopiclone et conduite automobile de la personne âgée

Utilisation de zolpidem et zopiclone chez la personne âgée: quels risques pour la conduite automobile?

Éditions universitaires européennes

Mentions légales/ Imprint (applicable pour l'Allemagne seulement/ only for Germany)
Information bibliographique publiée par la Deutsche Nationalbibliothek: La Deutsche Nationalbibliothek inscrit cette publication à la Deutsche Nationalbibliografie; des données bibliographiques détaillées sont disponibles sur internet à l'adresse http://dnb.d-nb.de.
Toutes marques et noms de produits mentionnés dans ce livre demeurent sous la protection des marques, des marques déposées et des brevets, et sont des marques ou des marques déposées de leurs détenteurs respectifs. L'utilisation des marques, noms de produits, noms communs, noms commerciaux, descriptions de produits, etc, même sans qu'ils soient mentionnés de façon particulière dans ce livre ne signifie en aucune façon que ces noms peuvent être utilisés sans restriction à l'égard de la législation pour la protection des marques et des marques déposées et pourraient donc être utilisés par quiconque.

Photo de la couverture: www.ingimage.com

Editeur: Éditions universitaires européennes est une marque déposée de Südwestdeutscher Verlag für Hochschulschriften GmbH & Co. KG
Dudweiler Landstr. 99, 66123 Sarrebruck, Allemagne
Téléphone +49 681 37 20 271-1, Fax +49 681 37 20 271-0
Email: info@editions-ue.com
Agréé: Université de Caen, thèse pour le diplôme de docteur en pharmacie, 2010

Produit en Allemagne:
Schaltungsdienst Lange o.H.G., Berlin
Books on Demand GmbH, Norderstedt
Reha GmbH, Saarbrücken
Amazon Distribution GmbH, Leipzig
ISBN: 978-613-1-57214-2

Imprint (only for USA, GB)
Bibliographic information published by the Deutsche Nationalbibliothek: The Deutsche Nationalbibliothek lists this publication in the Deutsche Nationalbibliografie; detailed bibliographic data are available in the Internet at http://dnb.d-nb.de.
Any brand names and product names mentioned in this book are subject to trademark, brand or patent protection and are trademarks or registered trademarks of their respective holders. The use of brand names, product names, common names, trade names, product descriptions etc. even without a particular marking in this works is in no way to be construed to mean that such names may be regarded as unrestricted in respect of trademark and brand protection legislation and could thus be used by anyone.

Cover image: www.ingimage.com

Publisher: Éditions universitaires européennes is an imprint of the publishing house Südwestdeutscher Verlag für Hochschulschriften GmbH & Co. KG
Dudweiler Landstr. 99, 66123 Saarbrücken, Germany
Phone +49 681 37 20 271-1, Fax +49 681 37 20 271-0
Email: info@editions-ue.com

Printed in the U.S.A.
Printed in the U.K. by (see last page)
ISBN: 978-613-1-57214-2

Remerciements

Je tiens à remercier Mme Josette LOUCHAHI, président du jury, pour avoir accepté de participer à ce projet, son aide a été précieuse.

Je remercie également Mme Véronique LELONG BOULOUARD, responsable de la thèse, pour m'avoir une fois de plus accompagnée et épaulée tout au long de ce travail. Je lui suis reconnaissante de toute l'aide qu'elle m'a apportée au cours de ces années universitaires, notamment pour l'obtention du master M1 de recherche.

Je tiens à remercier Mme Marie Laure BOCCA, pour son aide très précieuse.

Je remercie chaleureusement Mme Laurence MACQUAIRE, pharmacien d'officine, qui m'a soutenue tout au long de mon stage de sixième année d'officine. Elle m'a permis de développer et d'améliorer ma pratique officinale.

Je pense également à Pascale ISABEL, pharmacien d'officine, qui m'a beaucoup apporté.

Je remercie Mme Evelyne DALLEMAGNE, pharmacien d'officine, qui m'a laissé tout le temps nécessaire pour terminer ce projet.

Enfin, je ne peux terminer ces remerciements sans penser à ma famille. Je remercie ainsi mes parents qui m'ont permis d'être ce que je suis aujourd'hui et qui m'ont toujours soutenue. Je pense très fort à eux.

Je remercie ma sœur pour sa présence et son soutien.

Ce travail leur est dédié.

Table des matières

Introduction

Lorsqu'on évoque les problèmes de sommeil, le premier qui vient à l'esprit est l'insomnie. Souvent définie comme une plainte subjective d'une perte en qualité ou en quantité de sommeil (voire les deux), l'insomnie touche de très nombreuses personnes. Généralement considéré comme un mal moderne, ce trouble du sommeil n'est pourtant pas nouveau. Le terme latin *insomnia* a en effet été introduit en 1623 pour la première fois dans la littérature pour exprimer l'absence de sommeil et de nombreux personnages connus dans l'Histoire, tels qu'Isaac Newton, Winston Churchill, Marcel Proust, ou encore Alexandre Dumas, ont déjà décrit un sommeil insatisfaisant. Il semble impossible de déterminer si l'insomnie a toujours existé mais cette idée n'est pas improbable puisque les êtres humains ont de tous temps connu des situations de stress, notamment dans la recherche de nourriture, la lutte contre les ennemis ou encore contre la maladie. Ce qui est certain, c'est que l'insomnie est aujourd'hui de mieux en mieux connue puisqu'elle est devenue un problème de santé publique dans nos sociétés.

Pour y remédier, il existe des solutions, médicamenteuses ou non (luminothérapie, psychothérapie, techniques de relaxation, etc.), et il est souvent nécessaire de combiner les deux pour retrouver un sommeil qualifié de réparateur. Parmi les solutions médicamenteuses, le médicament prescrit en premier lieu est un hypnotique qui permet d'obtenir un sommeil aussi proche que possible du sommeil physiologique.

Il y a encore peu de temps, le médicament hypnotique de choix appartenait à la classe des benzodiazépines de demi-vie d'élimination courte ou intermédiaire. Malgré un effet sédatif rapide, celles-ci ont de nombreux effets indésirables, dont la survenue d'effets résiduels le lendemain de la prise de l'hypnotique (chutes, états confusionnels) ainsi qu'un phénomène de dépendance important. C'est pour cette raison que de nouvelles molécules ont été développées avec, parmi elles, celles dites apparentées aux benzodiazépines.

Leur découverte a eu lieu après la mise en évidence des propriétés anxiolytique et sédative des benzodiazépines. En effet, au début des années 1970, les scientifiques des laboratoires Rhône Poulenc ont entamé des études de screening systématiques d'autres molécules qui montraient une liaison au récepteur $GABA_A$ et un profil pharmacologique *in vivo* similaires aux benzodiazépines[1]. C'est ainsi qu'ils ont découvert la zopiclone, faisant de cette molécule la première substance apparentée aux benzodiazépines montrant un profil pharmacologique similaire au diazépam. C'est ensuite au début des années 1980 que les études de screening menées par les scientifiques du groupe pharmaceutique Synthelabo ont conduit à la mise au point d'une imadazopyridine, le zolpidem, aujourd'hui considéré comme l'hypnotique le plus connu au monde.

En France, le zolpidem est commercialisé sous le nom de spécialité Stilnox® depuis 1988 et dispose d'une autorisation de mise sur le marché depuis le 9 juin 1987. Il a ensuite été génériqué par de nombreux laboratoires.

La zopiclone a quant à elle été commercialisée en France sous le nom de spécialité Imovane® en 1987 et dispose d'une autorisation de mise sur le marché depuis le 10 décembre 1984. Cette molécule a également été génériquée par plusieurs laboratoires.

Actuellement, ces deux médicaments sont de loin les plus prescrits parmi les substances hypnotiques, et notamment chez la personne âgée.

Cependant, en France, la prescription massive de médicaments psychotropes (notamment les médicaments anxiolytiques, hypnotiques, neuroleptiques et antidépresseurs) chez la personne âgée est devenue un problème de santé publique. C'est pour cela que la Haute Autorité de Santé a décidé d'élaborer en 2007, en étroite collaboration avec le Ministère de la Santé, de la Jeunesse et des Sports, un programme multidisciplinaire afin d'améliorer la prescription ainsi que l'usage des psychotropes chez le sujet âgé[2]. En effet, alors que la population française compte environ 20 % de personnes de plus de 65 ans, les nombreuses plaintes d'insomnies des sujets âgés ont conduit à une surprescription des médicaments hypnotiques. De façon physiologique, le sommeil a tendance à perdre en qualité et en quantité avec l'âge, les patients se plaignent ainsi d'un endormissement tardif, de multiples réveils nocturnes ou d'un éveil matinal précoce, voire de plusieurs de ces phénomènes associés. Ces symptômes d'insomnie, gênants pour ces personnes qui ont déjà en général une ou plusieurs affections chroniques, sont alors pris en charge par le médecin traitant qui prescrit bien souvent un médicament hypnotique.

Le problème est que, bien que les médicaments apparentés aux benzodiazépines soient d'utilisation plus facile et présentent en théorie moins d'inconvénients que les

---

[1] Wermuth CG (2006) Similarity in drugs: reflections on analogue design. Drug Discovery Today. 11, (7-8): 348-354
[2] HAS (2007-2010) Programme Améliorer la prescription des psychotropes chez le sujet âgé

benzodiazépines classiques, les conséquences de leur administration chez les personnes âgées, et notamment sur leur aptitude à la conduite automobile, restent à ce jour encore mal évaluées. En effet, les modifications pharmacocinétiques liées au vieillissement, ainsi que la polymédication fréquente (associant souvent plusieurs médicaments à effet sédatif), entraînent vraisemblablement des risques non négligeables en lien avec l'utilisation de ces médicaments. Ce projet de thèse se propose ainsi de faire un point sur les potentiels effets du zolpidem et de la zopiclone sur la conduite automobile le lendemain de la prise de l'hypnotique, notamment chez la personne âgée.

Partie I : Physiopathologie des troubles du sommeil

I. 1) Définition du sommeil

I. 1) 1- Définition

Le sommeil se définit comme un état physiologique caractérisé par une suspension de la vigilance[3]. Cet état est temporaire, immédiatement réversible et se traduit par diverses modifications au niveau de l'organisme. On peut ainsi observer une augmentation du seuil de perception sensorielle et des modifications motrices, comme une perte du tonus musculaire et une modification des réflexes. On observe également des modifications végétatives telles qu'une modification du rythme respiratoire et une diminution de la température centrale, de la tension artérielle et de la fréquence cardiaque. L'électrocardiogramme (ECG) est aussi modifié.

La durée moyenne de sommeil chez l'adulte est de 7 à 8 heures[4]. Elle varie énormément en fonction des individus et peut en fait aller de 4 à 11 heures ; on distingue ainsi les gros dormeurs (9 à 10 heures de sommeil) des petits dormeurs (moins de 6 heures, voire 3 ou 4 heures). Une distinction est également faite entre les personnes « du soir » qui veillent tard et éprouvent des difficultés à se lever le matin, et les personnes « du matin » qui s'endorment tôt le soir et se lèvent sans difficulté le matin. Enfin, la durée du sommeil prend en compte une multitude d'autres facteurs, tels que les activités de la journée, l'état de santé, ou encore l'âge comme le montre la figure 1.

I. 1) 2- Organisation du sommeil

Le sommeil chez l'adulte s'organise en une succession de cycles, comprenant chacun une alternance de phases de sommeil lent et de sommeil paradoxal, comme présenté sur la figure 1. Une nuit de sommeil classique comporte environ quatre à cinq cycles, chaque cycle durant en moyenne 90 minutes. Ces cycles sont entrecoupés de phases intermédiaires, brèves, qui entraînent des micro-réveils. Une phase intermédiaire débouche soit sur un nouveau cycle, soit sur un réveil complet.

---

[3] Domart A et Bourneuf J (1987) Dictionnaire médical tome 2. Larousse thématique. Paris : Larousse
[4] Adámková V, Hubácek JA, Lánská V, Vrablík M, Králová Lesná I, Suchánek P, Zimmelová P, Veleminský M (2009) Association between duration of the sleep and body weight. Physiol Res. 58(Suppl 1): S27-31

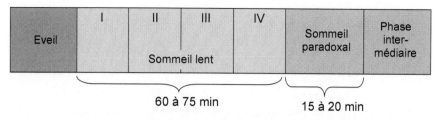

Figure 1 : Représentation schématique d'un cycle de sommeil

Un cycle de sommeil est composé d'une succession de phases du sommeil. Après l'éveil, les 4 stades du sommeil lent précèdent le sommeil paradoxal, pendant lequel se produisent les rêves. Cette phase ne dure que 15 minutes environ et se termine sur une phase intermédiaire pendant laquelle la personne peut se réveiller ou repartir sur un stade de sommeil lent.

> Sommeil lent

Le sommeil lent est aussi appelé sommeil orthodoxe ou *non REM* (*Rapid Eye Movement*) *sleep*. Il dure en moyenne 60 à 75 minutes dans un cycle. Cette phase de sommeil est progressive et comprend quatre stades.

Stade 1 :

Ce stade correspond à l'endormissement. Il se réalise généralement en début de nuit mais peut réapparaître au cours de la nuit, après des micro-réveils. On observe au cours de ce stade des mouvements oculaires lents, une diminution du tonus musculaire et une régularisation du rythme cardiaque et de la respiration.

Stade 2 :

Ce stade correspond à une phase de sommeil léger. On n'observe plus de mouvements oculaires, le rythme cardiaque et la respiration sont réguliers.

Stades 3 et 4 :

Ces stades sont appelés stade Delta, sommeil lent profond ou sommeil à ondes lentes. On n'observe pas de mouvements oculaires, le rythme cardiaque et la respiration sont réguliers. Le tonus musculaire persiste mais peut être aboli. On observe enfin une immobilité corporelle complète.

➢ Sommeil paradoxal

Le sommeil paradoxal correspond au stade 5 d'un cycle. Il est aussi appelé sommeil REM (*Rapid Eye Movement*). Cette phase de sommeil est plus courte et dure 15 à 20 minutes dans un cycle. Il s'agit d'un sommeil très profond au cours duquel surviennent les rêves. C'est au cours du sommeil paradoxal que l'activité cérébrale est la plus intense. On observe des mouvements oculaires rapides, une irrégularité du rythme cardiaque et de la respiration, une atonie musculaire et une érection chez l'homme.

Au cours de la nuit, la durée de ces différents stades varie. Ainsi, les phases de sommeil lent profond prédominent en début de nuit, alors que le sommeil paradoxal est plus long en fin de nuit, ce qui rend le sommeil de début de nuit beaucoup plus réparateur. En principe, le sommeil lent représente environ 75 % du temps de sommeil total alors que le sommeil paradoxal représente 25 % de ce temps, ainsi que la figure 2 le présente.

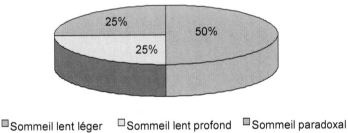

■Sommeil lent léger   □Sommeil lent profond   ■Sommeil paradoxal

Figure 2 : Répartition des phases de sommeil sur une nuit chez un individu normal
Sur une nuit complète passée par un individu à dormir, la part des différents types de sommeil n'est pas équivalente. Ainsi, c'est le sommeil lent léger qui est prédominant, alors que le temps passé à réaliser un sommeil lent profond et un sommeil paradoxal est approximativement identique.

Lors d'une pathologie du sommeil ou avec l'avancée de l'âge, cette configuration est modifiée. On observe ainsi chez la personne âgée une augmentation de la durée du sommeil lent léger (stades 1 et 2), une diminution de la durée du sommeil lent profond (stades 3 et 4), une stabilité de la durée du sommeil paradoxal et une augmentation de la fréquence des réveils nocturnes. Le sommeil chez la personne âgée est donc non seulement généralement de plus courte durée, mais surtout de moins bonne qualité.

I. 1) 3- <u>**Pharmacologie du sommeil**</u>

Plusieurs structures cérébrales sont impliquées dans les phénomènes d'éveil et de sommeil. Ces structures et les systèmes de neurotransmission les régissant sont représentés dans la figure 3.

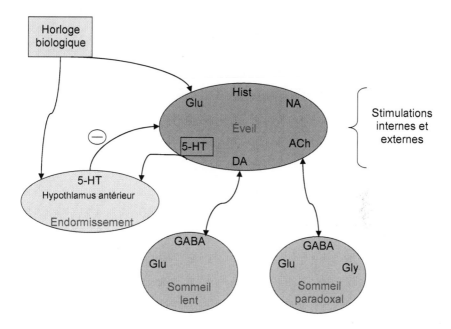

<u>Figure 4</u> : Systèmes de neurotransmission impliqués dans le système éveil-sommeil[6]

Les structures et systèmes de neurotransmission régissant le système éveil-sommeil sont complexes et encore mal connus. Sous le contrôle de l'horloge biologique, le système de l'éveil est, entre autres, maintenu par des stimulations internes et externes et est inhibé par un système anti-éveil. Ce dernier provoque ainsi l'endormissement, grâce notamment à la sérotonine. Ce neurotransmetteur est à ce jour considéré comme un élément clé du sommeil.

L'état de sommeil a d'abord été défini comme un phénomène passif résultant de la mise en repos des centres de l'éveil. Il semble en fait que l'endormissement résulte du blocage de l'éveil par un système anti-éveil synthétisant des substances hypnogènes[6].

L'éveil est pris en charge par un réseau exécutif qui est contrôlé par un système, lui-même activé par un élément de l'éveil. L'hypothalamus postérieur est une structure importante de ce réseau. Il contient le seul groupe de neurones synthétisant l'histamine, ceux-ci étant actifs pendant l'éveil et inactifs pendant le sommeil. L'histamine est donc reconnue comme étant un neuromédiateur de l'éveil mais les autres systèmes aminergiques font aussi partie intégrante de l'éveil. Ainsi les neurones noradrénergiques contenus dans le *locus coeruleus* et les neurones sérotoninergiques du raphé antérieur sont également actifs au cours de l'éveil.

Une fois activé, le réseau d'éveil est entretenu par des facteurs stimulants internes (affectifs, douloureux, cognitifs, etc.) et externes (lumière, température, bruit, etc.).

L'endormissement quant à lui résulte d'un mécanisme généré par l'éveil lui-même. Ce système anti-éveil est basé sur la sérotonine. Ce neuromédiateur est en effet secrété par les neurones sérotoninergiques du raphé antérieur lors de l'éveil mais cette libération est diminuée puis stoppée lors de l'endormissement puis du sommeil. La libération de sérotonine au niveau de la région préoptique (située dans l'hypothalamus antérieur) entraîne la mise en jeu d'un système qui va inhiber le réseau exécutif de l'éveil[7].

Il existe cependant un deuxième système qui permet l'endormissement, il s'agit du noyau du faisceau solitaire au niveau bulbaire.

Cet endormissement intervient à un moment donné du nychthémère, guidé par l'horloge biologique.

Le sommeil lent et le sommeil paradoxal sont également sous le contrôle inhibiteur de l'éveil.

I. 1) 4- Etude du sommeil

L'étude du sommeil chez un individu nécessite la prise en compte de différents facteurs. On enregistre ainsi l'activité électrique cérébrale grâce à l'électroencéphalogramme

[6] Valatx JL (1996) Mécanismes du cycle veille-sommeil-rêve, Rev Prat. 46(20):2404-2410
[7] Jouvet M (1999) Sleep and serotonin: an unfinished story. Neuropsychopharmacology. 21(2 Suppl):24S-27S

(EEG), les mouvements des yeux grâce à l'oculogramme, le tonus musculaire au moyen d'un électromyogramme, l'activité cardiaque par l'ECG et la fréquence respiratoire.

Au cours d'une nuit de sommeil il se produit différentes modifications que l'on peut retranscrire grâce à un enregistrement polysomnographique, comme le montre la figure 4.

	EEG	Électromyogramme	Oculogramme
Éveil	Activité électrique du cortex rapide et de bas voltage	Tonus musculaire ++	Fonction de l'environnement
Sommeil lent **Stade I** **Stade II** **Stade III** **Stade IV**	Activité électrique du cortex : onde de plus en plus lente et de voltage élevé	Tonus musculaire	Mouvements oculaires lents tendant à s'annuler
Sommeil paradoxal	Activité électrique du cortex rapide	Tonus musculaire 0	Activité oculaire riche (MO rapides, isolés ou en bouffées)

Figure 4 : Modifications de l'enregistrement polysomnographique au cours du sommeil

L'enregistrement polysomnographique prend en compte divers critères pour évaluer et définir les différents stades du sommeil. Parmi ces critères, l'activité du cerveau, des muscles et des yeux est mesurée. On constate ainsi des modifications suivant le stade. Par exemple, l'activité oculaire est importante lors du stade paradoxal, au cours duquel surviennent les rêves.

L'enregistrement temporel qui permet d'étudier les différentes phases de sommeil pendant la nuit est appelé hypnogramme.

Un hypnogramme s'obtient dans des services spécialisés de centres hospitaliers ou de cliniques. L'examen se déroule en général sur plusieurs nuits, un temps d'adaptation étant nécessaire avant d'obtenir des résultats fiables.

Ce type d'étude est intéressant lors d'une suspicion de trouble du sommeil. Il permet en effet de mettre en lumière le trouble dont souffre le patient.

I. 2) Les troubles du sommeil

I. 2) 1- Classification

Il existe plusieurs systèmes de classification des troubles du sommeil. Il est notamment possible de les classer selon la seconde édition de la Classification Internationale des Troubles du Sommeil[8]. On peut ainsi distinguer six grandes familles de troubles :

1. Les insomnies :

L'insomnie est définie comme une plainte subjective qui peut désigner une durée insuffisante de sommeil ou un sommeil de mauvaise qualité (ou non réparateur). Elle est caractérisée par des difficultés d'endormissement, des éveils au cours de la nuit, un réveil très tôt le matin, ou encore une impression de ne pas avoir dormi.

Les causes de l'insomnie sont multiples, on parle d'insomnie aiguë, idiopathique, en relation avec un trouble mental ou avec un trouble médical par exemple.

Ce trouble du sommeil est le plus important avec une prévalence de 10 à 15 % dans la population générale. L'insomnie est le plus souvent occasionnelle et son incidence augmente avec l'âge. Une insomnie occasionnelle est de court terme et survient généralement chez des sujets dont le sommeil est d'habitude satisfaisant.

Outre les insomnies transitoires, on parle d'insomnies secondaires soit à une cause psychiatrique (dépression, anxiété, psychose maniaco-dépressive, etc.), à une cause organique (douleur, reflux gastro-oesophagien, asthme, pathologie neuro dégénérative, etc.), ou à une cause toxique ou iatrogène (café, alcool, médicaments, etc.).

On parle enfin d'insomnies chroniques primaires, pour lesquelles aucune cause n'est retrouvée.

Les insomnies peuvent entraîner diverses conséquences dont une somnolence diurne due au manque de sommeil. Cette somnolence peut elle-même être à l'origine d'accidents plus ou moins graves, surtout sur la route. Il est ainsi important de traiter les insomnies

---

[8] International Classification of Sleep Disorders. Second Edition (2005) Westchester IL: American Academy of Sleep Medicine

cliniquement diagnostiquées, le traitement reposant généralement sur une prescription de médicaments hypnotiques.

2. Les troubles du sommeil en relation avec la respiration :

Cette catégorie regroupe les syndromes d'apnées centrales du sommeil, d'apnées obstructives, d'hypoventilation et d'hypoxie.

3. Les hypersomnies :

Il s'agit d'un excès de sommeil de nuit accompagné d'une somnolence diurne dont les causes peuvent être très diverses (narcolepsie, prise d'un médicament sédatif, état dépressif, etc.).

Les conséquences sont généralement lourdes et responsables d'une diminution des performances cognitives et professionnelles. Une conséquence directe de l'hypersomnie est une diminution de la vigilance au volant, responsable de nombreux accidents de la route.

4. Les troubles du rythme circadien du sommeil :

Sont regroupés dans cette catégorie tous les troubles en lien avec le rythme de vie. Les horaires de sommeil physiologiques ne correspondent pas avec les horaires de sommeil réels. On retrouve notamment dans cette catégorie les jet lag (désynchronisation des rythmes veille-sommeil liée à un franchissement de fuseaux horaires), mais également les troubles observés chez les travailleurs de nuit.

5. Les parasomnies :

Le terme parasomnie signifie du point de vue étymologique « à côté du sommeil ». On regroupe donc sous ce terme tous les troubles qui accompagnent le sommeil. Ces troubles sont souvent physiologiques et surviennent de façon occasionnelle chez plus de la moitié de la population. Cependant leur répétition peut devenir pathologique.

On classe les parasomnies selon le stade du sommeil au cours duquel elles interviennent.

Endormissement

- Sursauts hypnagogiques : ils correspondent aux impressions de chute ou de palpation. Ils n'ont aucune origine pathologique.

17

- Rythmies : elles correspondent à des manifestations rythmiques répétitives et interviennent le plus souvent chez l'enfant entre 5 et 11 mois.

Sommeil lent léger
- Bruxisme : il correspond à un grincement des dents pendant le sommeil. Très désagréable pour l'entourage, il est aussi la cause de soucis d'ordre dentaire.

Sommeil lent profond
- Somnambulisme : il s'agit d'une manifestation très fréquente puisque 30 % de la population aurait réalisé un épisode de somnambulisme au cours de sa vie. Le somnambulisme correspond à un éveil dissocié au cours duquel le système moteur est actif alors que l'état émotionnel est inactif. Ainsi le contact avec un sujet somnambule est quasi impossible et ce dernier n'a aucun souvenir de l'épisode.
- Terreurs nocturnes : elles correspondent à un comportement très impressionnant de terreur survenant au cours de la nuit. Elles interviennent chez l'enfant, qui ne garde aucun souvenir de l'épisode.
- Enurésie : L'énurésie correspond à la persistance de mictions volontaires après l'âge de 5 ans.

Sommeil paradoxal
- Paralysies du sommeil : il s'agit, lors d'un éveil nocturne, d'une abolition transitoire du tonus musculaire avec impossibilité pour le patient, pendant quelques secondes, de se mobiliser.
- Cauchemars
- Troubles du comportement : ces troubles correspondent à des épisodes comportementaux agressifs ou défensifs, survenant surtout en fin de nuit. Ils touchent principalement les sujets masculins d'âge mûr.

A tous les stades
- Somniloquie : la somniloquie correspond au fait de parler pendant le sommeil.

6. Mouvements en relation avec le sommeil :

- Impatience des membres inférieurs : aussi nommé syndrome des jambes sans repos, ce trouble est caractérisé par des paresthésies profondes des membres inférieurs, avec une sensation d'inconfort très désagréable et une compulsion à bouger. Il survient en fin de journée et n'est soulagé que par la mise en mouvement des membres inférieurs.

- Mouvements périodiques du sommeil : il s'agit de mouvements brefs stéréotypés qui se répètent au cours du sommeil à intervalles réguliers. Chaque mouvement peut s'accompagner d'un micro réveil et leur répétition peut entraîner une fragmentation du sommeil. La personne se plaint alors d'un sommeil de mauvaise qualité, voire d'une somnolence diurne.

I. 2) 2- Les insomnies

On définit l'insomnie comme un manque subjectif de sommeil (c'est-à-dire un état ressenti par l'individu) dans sa durée et/ou sa qualité pendant plus de trois semaines. Les principales conséquences sont une fatigue, une difficulté de concentration et une irritabilité.

On peut distinguer trois types d'insomnies selon le moment de la nuit au cours duquel elles apparaissent.

- Insomnie d'endormissement (difficultés d'endormissement) : peut être due à une hypo-agnosie (non conscience de l'endormissement), une hypervigilance (anxiété, surmenage, hyperactivité), la prise de substances excitantes ou le déphasage du rythme veille-sommeil.

- Insomnie du milieu de nuit (éveils nocturnes répétés) : ce type d'insomnie est physiologiquement normal chez le sujet âgé. Chez un sujet plus jeune, il peut être dû à l'anxiété ou être la conséquence d'une pathologie organique (toux, dyspnée, douleur, pollakiurie).

- Insomnie du petit matin (éveil matinal précoce) : est souvent le signe d'une pathologie à type de dépression ou de douleur inflammatoire.

Dans tous les cas, l'insomnie doit faire l'objet d'une enquête pour déterminer son étiologie. Ce n'est que lorsque cette étiologie est décrite qu'un traitement doit être mis en place. Actuellement le traitement le plus utilisé est le traitement médicamenteux, avec la prescription d'hypnotiques.

Partie II : Les hypnotiques commercialisés en France

II. 1) Définition des hypnotiques

Le terme « hypnotique » regroupe toutes les substances capables d'induire ou de maintenir le sommeil. Ce sont des médicaments utilisés pour traiter les insomnies puisqu'ils permettent de provoquer un sommeil qui doit être, en théorie, le plus proche possible du sommeil physiologique. Pharmacologiquement, les hypnotiques sont des dépresseurs du système nerveux central.

II. 2) Usages en France : chiffres et réglementation

En France, l'usage des médicaments hypnotiques répond à une réglementation bien précise depuis 2004 (art. R.5132-21 du Code de Santé Publique). Les substances hypnotiques commercialisées répondant à cette réglementation sont le clorazépate dipotassique (Noctran®, Tranxène®), l'estazolam (Nuctalon®), le loprazolam (Havlane®), le lormétazépam (Noctamide®), le méprobamate en association (Mépronizine®), le nitrazépam (Mogadon®), le témazépam (Normison®), le zolpidem (Stilnox®) et la zopiclone (Imovane®).

Leur étiquetage doit être clair et préciser la durée maximale de prescription, comme le montre la figure 5. Ainsi les médicaments hypnotiques ne peuvent être prescrits pour une durée supérieure à 4 semaines.

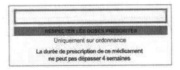

Figure 5 : Etiquetage d'un médicament hypnotique

L'étiquetage d'un médicament hypnotique soumis à la réglementation des 4 semaines doit faire apparaître le cadre rouge de la liste 1 des substances vénéneuses, ainsi que la mention rappelant la durée de prescription maximale.

Outre cette recommandation de durée de prescription, il est également recommandé de respecter un début et un arrêt de traitement progressif afin d'éviter tout effet rebond d'insomnie. Enfin, selon les recommandations de l'ANDEM, on ne doit pas associer deux hypnotiques[9].

Quelques chiffres ...

En 2004, la France occupait la première place européenne dans le montant des dépenses de médicaments par habitant[10] et ce statut n'a pas évolué depuis. Au niveau mondial, notre pays se situait en 2008 au deuxième rang juste derrière les Etats Unis avec une dépense de 500 euros par habitant et par an (source Leem).

En France, la classe des médicaments psychotropes occupe une place importante dans la consommation médicamenteuse. Ainsi, la section « Chiffres et Repères » de l'Assurance Maladie annonce que les médicaments du système nerveux central (dont les analgésiques et les psycholeptiques) représentent 33,5 % des médicaments remboursés pour l'année 2008 en terme de volumes de boîtes. Les données du Régime Général (source CNAM) indiquent également qu'il est vendu en France 15 millions de boîtes de zolpidem par an, 11 millions de boîtes de zopiclone et 3,2 millions de boîtes de lormetazepam, soit environ 31 millions de boîtes en tout.

Ces chiffres incitent à la plus grande prudence quant à l'utilisation de ces substances car les médicaments psychotropes peuvent être à l'origine de nombreux effets indésirables, plus ou moins graves. Leur prescription et leur délivrance nécessitent donc d'informer le patient et de le mettre en garde ; par exemple la prise d'alcool constitue une interaction commune à toute cette classe médicamenteuse car elle potentialise l'effet sédatif.

II. 3) Classification des hypnotiques

Les substances hypnotiques commercialisées en France appartiennent aux familles suivantes :
- les benzodiazépines
- les substances apparentées aux benzodiazépines
- les autres substances : anti-histaminiques H1, neuroleptiques sédatifs, carbamates et antidépresseurs sédatifs.

---

[9] Da Silva GB (2003) Quality of care in psychiatric hospitals: literature review and perspectives, Sante Publique. 15(2):213-22
[10] Clerc ME, Pereira C, Podevin M, Villeret S. (2006) Le marché du médicament dans cinq pays européens, structure et évolution en 2004 ; Drees, Etudes et résultats. n°502

II. 3) 1- Les benzodiazépines

Les benzodiazépines produisent leurs effets pharmacologiques en modulant allostériquement l'action du GABA (acide gamma amino butyrique) qui est un neuromédiateur inhibiteur du système nerveux central. Cette modulation se fait via une reconnaissance spécifique des sites BZ_1 et BZ_2 du récepteur $GABA_A$, encore appelés ω_1 et ω_2[11]. Ce récepteur transmembranaire, représenté schématiquement dans la figure 8, correspond à une structure pentamérique formée par l'assemblage de cinq sous-unités glycoprotéiques disposées autour d'un canal préférentiellement perméable aux ions chlore. En plus des sites de fixation au GABA, ce complexe macromoléculaire comporte des sites de fixation aux benzodiazépines, aux barbituriques, et à certains stéroïdes, entre autres.

La fixation des benzodiazépines potentialise l'effet inhibiteur du GABA, ce qui se traduit par une augmentation de la fréquence d'ouverture du canal chlorure, entraînant au niveau du système nerveux central des effets anxiolytique, hypnotique, anticonvulsivant, myorelaxant et amnésiant.

Au niveau chimique, les benzodiazépines ont une structure commune qui assure leur fixation au récepteur du complexe $GABA_A$. Cette structure est présentée dans la figure 6.

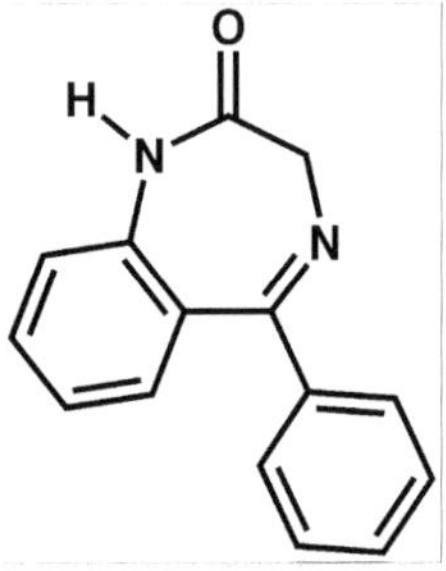

Figure 6 : Structure chimique commune aux benzodiazépines

Cette structure chimique est une base commune à toutes les benzodiazépines. Elle assure leur fixation au récepteur $GABA_A$.

---

[11] Griebel G, Perrault G, Letang V, Granger P, Avenet P, Schoemaker H, Sanger DJ (1999) New evidence that the pharmacological effects of benzodiazepine receptor ligands can be associated with activities at different BZ (omega) receptor subtypes, Psychopharmacology (Berl). 146(2):205-13

Les benzodiazépines ont des propriétés pharmacologiques communes. Elles sont sédatives et hypnotiques, anxiolytiques, anti-convulsivantes et myorelaxantes. Ces cinq propriétés expliquent leur utilisation en thérapeutique mais cette famille de médicaments a aussi un effet amnésiant qui représente un effet indésirable majeur.

Les principaux avantages de ces substances sont un index thérapeutique élevé, le traitement de l'anxiété sous-jacente à de nombreuses insomnies et l'existence d'un antidote en cas de surdosage : le flumazénil (Anexate®). Mais il existe également des inconvénients potentiellement importants comme l'amnésie antérograde, l'hypotonie musculaire, la survenue d'effets paradoxaux (excitation, rêves à caractère étrange), le phénomène de tolérance, et le syndrome de sevrage qui peut se traduire par un rebond d'anxiété, d'insomnie, des convulsions ou encore des myalgies.

Les benzodiazépines sont contre-indiquées en cas d'insuffisance respiratoire sévère, de syndrome d'apnée du sommeil, d'insuffisance hépatique sévère et de myasthénie. Leur association est déconseillée avec l'alcool et avec l'ensemble des médicaments dépresseurs du système nerveux central : dérivés morphiniques, neuroleptiques, barbituriques, etc. En effet, dans tous ces cas le risque est la majoration de l'effet sédatif.

Du point de vue pharmacocinétique, ces substances sont séparées en trois classes en fonction de leur demi-vie d'élimination : courte, intermédiaire ou longue. Les benzodiazépines à demi-vie courte sont notamment employées pour leur effet inducteur de sommeil. Ainsi, les benzodiazépines hypnotiques commercialisées en France sont présentées dans le tableau 1.

Loprazolam (Havlane®) Témazépam (Normison®) Lormétazépam (Noctamide®)	½ vie moyenne, de 5 à 10h = action intermédiaire
Estazolam (Nuctalon®) Nitrazépam (Mogadon®) Flunitrazépam (Rohypnol®)	½ vie longue, de 16 à 48h = insomnies du petit matin

Tableau 1 : Demi-vie moyenne des benzodiazépines hypnotiques commercialisées en France

Les benzodiazépines hypnotiques commercialisées en France sont présentées dans ce tableau suivant leur demi-vie d'élimination.

En raison d'un risque de mésusage, la spécialité Rohypnol® répond aux conditions de prescription et de délivrance des stupéfiants depuis 2001. Sa prescription est limitée à 14 jours et la délivrance doit être fractionnée à 7 jours.

L'administration par voie orale est privilégiée pour son efficacité rapide. Enfin, pour des raisons de modifications de la pharmacocinétique, il est impératif de diminuer la posologie chez la personne âgée.

II. 3) 2- **Les médicaments apparentés aux benzodiazépines**

Leurs propriétés découlent de celles des benzodiazépines. Un chapitre leur est consacré ci-après.

II. 3) 3- **Les anti-histaminiques**

Ces médicaments agissent par blocage des récepteurs centraux H1 à l'histamine ; ils sont appelés anti-histaminiques anticholinergiques, ou de première génération, par opposition aux nouveaux anti-histaminiques qui ne passent pas la BHE. Cette action centrale entraîne une sédation, mais également d'autres effets. Ainsi, outre leur utilisation comme hypnotiques, les anti-histaminiques H1 sont aussi indiqués en cas d'allergie, de toux ou de vomissement.

Ces hypnotiques sont contre-indiqués avec l'adénome prostatique et le glaucome par fermeture d'angle. Ces contre-indications découlent essentiellement des effets indésirables anticholinergiques (mydriase, rétention urinaire, etc.) que possède la plupart des anti-histaminiques de première génération.

Les effets indésirables de ces médicaments sont essentiellement dus à leurs propriétés anticholinergiques : bouche sèche, constipation, rétention urinaire, troubles de l'accommodation, mydriase, etc. On peut également noter une photosensibilisation et la présence d'effets résiduels tels qu'une somnolence diurne. Tous ces effets font généralement de ces médicaments de mauvais hypnotiques et leur utilisation est bien souvent particulière. Ainsi, le Théralène® est principalement utilisé chez les enfants et le Donormyl® peut être obtenu sans ordonnance. Les anti-histaminiques hypnotiques commercialisés en France sont présentés dans le tableau 2.

Prométazine	Phénergan®
Alimémazine	Théralène®
Doxylamine	Donormyl®
Niaprazine	Nopron®
Acépromazine + acéprométazine + clorazépate dipotassique	Noctran®
Acéprométazine + méprobamate	Mépronizine®

Tableau 2 : Les anti-histaminiques hypnotiques commercialisés en France

Ce tableau présente les différents médicaments anti-histaminiques commercialisés en France en tant qu'hypnotiques. Ils sont commercialisés seuls ou en association.

II. 3) 4- **Les autres médicaments pouvant être prescrits comme hypnotiques**

- **Les neuroleptiques sédatifs**

Les neuroleptiques se caractérisent par leurs propriétés réductrices des troubles psychotiques (accès maniaque, schizophrénie, troubles psychotiques aigus). On distingue plusieurs catégories de neuroleptiques, dont les neuroleptiques sédatifs qui agissent sur l'angoisse, l'agitation psychomotrice et les troubles du sommeil.

Les spécialités commercialisées en France dans ce cadre sont le Tercian® (cyamémazine) et le Nozinan® (lévomépromazine).

- **Les carbamates**

Les carbamates sont anxiolytiques et hypnotiques à fortes doses. En France, la spécialité la plus utilisée dans ce cadre est la Mépronizine® dans laquelle le méprobamate est associé à l'acepromazine.

- **Les antidépresseurs sédatifs**

Les antidépresseurs sédatifs sont souvent prescrits dans le traitement de l'insomnie. Ils peuvent être prescrits à doses classiques antidépressives pour traiter l'épisode de dépression ou à des doses plus faibles pour soulager une insomnie liée à la dépression. Parmi ces médicaments on retrouve le Laroxyl® (amitriptyline), ou l'Athymil® (miansérine).

II. 4) Les apparentés aux benzodiazépines : le zolpidem et la zopiclone

II. 4) 1- Mécanisme d'action

Le zolpidem et la zopiclone sont des apparentés aux benzodiazépines. Leur activité pharmacodynamique est ainsi qualitativement semblable à celle des autres composés de cette classe. On retrouve donc les propriétés myorelaxante, anxiolytique, sédative, hypnotique, anticonvulsivante et amnésiante.

Ces effets sont liés à une action agoniste spécifique sur le récepteur central faisant partie du récepteur macromoléculaire $GABA_A$, modulant l'ouverture du canal chlore. Le zolpidem se fixe préférentiellement sur le sous type BZ_1 du complexe $GABA_A$.

Du point de vue de la structure chimique, la figure 7 montre que les apparentés aux benzodiazépines restent différents des benzodiazépines.

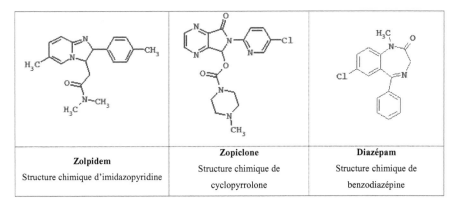

Zolpidem Structure chimique d'imidazopyridine	Zopiclone Structure chimique de cyclopyrrolone	Diazépam Structure chimique de benzodiazépine

Figure 7 : Comparaison chimique des structures d'une benzodiazépine et des apparentés aux benzodiazépines

La comparaison des structures chimiques du zolpidem, de la zopiclone et du diazépam montre que les apparentés aux benzodiazépines sont différents des benzodiazépines.

28

Le zolpidem et la zopiclone sont des substances hypnotiques, elles induisent donc le sommeil. Tout comme les benzodiazépines, elles agissent sur le sommeil en diminuant le nombre de réveils et en améliorant qualitativement et quantitativement le sommeil. Leurs propriétés hypnotiques sont présentées dans le tableau 3.

Zolpidem	Zopiclone
Diminution du délai d'endormissement Diminution du nombre de réveils nocturnes Augmentation de la durée totale du sommeil Amélioration qualitative du sommeil	Diminution du nombre de réveils nocturnes et de réveils précoces Amélioration qualitative et quantitative du sommeil
Prolongation du stade II et des stades III et IV (sommeil profond) Respect du sommeil paradoxal	Diminution du stade I Prolongation des stades II, III et IV Respect du sommeil paradoxal

Tableau 3 : Tableau comparatif des propriétés hypnotiques des apparentés aux benzodiazépines[12]

Ce tableau comparatif met en valeur les propriétés des apparentés aux benzodiazépines sur le sommeil. Les deux médicaments respectent le sommeil paradoxal et prolongent le sommeil lent profond.

II. 4) 2- Indications

Les indications sont communes au zolpidem et à la zopiclone : elles sont limitées aux troubles sévères du sommeil dans les cas d'insomnies occasionnelles et d'insomnies transitoires.

---

[12] Dictionnaire Vidal (2008) 84ème édition

II. 4) 3- Posologies et durée de traitement

Les posologies et durées de traitement, présentées dans le tableau 4, sont à adapter suivant chaque patient. On distingue notamment plusieurs groupes de patients dont les adultes de moins de 65 ans, les sujets âgés de plus de 65 ans et les patients souffrant d'une insuffisance hépatique ou rénale. Ces deux derniers sont regroupés car les conséquences de la prise d'un apparenté aux benzodiazépines sont quasiment identiques.

Zolpidem	Zopiclone
Adulte < 65 ans : 10 mg / jour	Adulte < 65 ans : 7,5 mg / jour
Sujet > 65 ans : 5 mg / jour	Sujet > 65 ans : 3,75 mg / jour
Dose maximale : 10 mg / jour	Dose maximale : 7,5 mg / jour
Dans tous les cas, le comprimé est à prendre immédiatement avant le coucher.	
Durée de traitement :	
Doit être aussi bref que possible, de quelques jours à quatre semaines (période de réduction posologique comprise).	

Tableau 4 : Tableau comparatif des posologies et durées de traitement des apparentés aux benzodiazépines

Ce tableau comparatif rappelle les posologies et durées de traitement des apparentés aux benzodiazépines. Les doses sont à adapter en fonction de l'âge et la durée doit être aussi courte que possible.

Comme avec les traitements aux benzodiazépines, l'arrêt d'un traitement par zolpidem ou par zopiclone doit se faire de façon progressive.

II. 4) 4- Contre-indications

Les contre-indications sont communes aux deux molécules :
- hypersensibilité à l'un des constituants
- insuffisance respiratoire sévère
- syndrome d'apnée du sommeil

- insuffisance hépatique sévère, aiguë ou chronique (risque de survenue d'une encéphalopathie)
- myasthénie

II. 4) 5- **Effets indésirables et mises en garde**

Ces propriétés sont généralement communes aux deux molécules et découlent de leurs propriétés semblables à celles des benzodiazépines.

Tolérance pharmacologique

La tolérance peut être définie comme la nécessité d'augmenter la dose consommée pour ressentir les mêmes effets[13].

Ainsi, l'effet sédatif ou hypnotique des apparentés aux benzodiazépines peut diminuer progressivement, malgré l'utilisation de la même dose, en cas d'administration prolongée (plusieurs semaines).

La survenue d'une tolérance peut être favorisée par divers facteurs comme la durée de traitement, la dose, l'anxiété, ou des antécédents de dépendances, médicamenteuses ou non.

Cet effet indésirable peut se révéler dangereux car le patient va augmenter les doses pour conserver l'effet hypnotique de son médicament, entraînant ainsi une augmentation du risque de survenue d'autres effets indésirables.

Dépendance

En cas de traitement prolongé, l'utilisation d'apparentés aux benzodiazépines peut entraîner un état de pharmacodépendance physique et psychique.

La dépendance physique correspond au syndrome de sevrage, c'est à dire à l'apparition de symptômes nouveaux lors de la non consommation de la substance.

La dépendance psychique correspond à l'impossibilité de ne pas consommer la substance.

La pharmacodépendance peut survenir à doses thérapeutiques et/ou chez des sujets sans facteurs de risque. Les symptômes du sevrage les plus fréquents sont l'apparition d'une insomnie, de céphalées, d'une anxiété importante, de myalgies, d'une tension musculaire et d'une irritabilité. D'autres symptômes, plus rares, peuvent survenir : une agitation voire un épisode confusionnel, des paresthésies des extrémités, une hyperréactivité à la lumière, au

---

[13] Desmeules J, Allaz AF, Roux E, Goumaz M, Berclaz O, Vernet P, Piguet V, Dayer P (2001) Opioïdes dans les douleurs chroniques non cancéreuses : un bénéfice avéré dans des situations bien identifiées. Revue Médicale Suisse, n°658

bruit et au contact physique, une dépersonnalisation, des phénomènes hallucinatoires et, dans les cas les plus graves, des convulsions. Ces symptômes peuvent apparaître dans les quelques jours qui suivent l'arrêt du traitement.

C'est pour éviter ce syndrome de sevrage qu'il est fortement recommandé de ne pas utiliser les hypnotiques sur une période trop longue et d'établir avec le médecin un arrêt progressif.

Phénomène de rebond

Ce syndrome, temporaire, correspond à l'exacerbation de l'insomnie qui avait motivé la prise d'un hypnotique apparenté aux benzodiazépines.

Amnésie et altération des fonctions psychomotrices

La prise de ces molécules peut entraîner une amnésie antérograde (amnésie dans laquelle la perte du souvenir porte sur les évènements qui suivent la prise du médicament), ainsi que des modifications psychomotrices dans les heures qui suivent la prise.

Afin de diminuer au maximum ces évènements, il est conseillé de prendre l'hypnotique juste avant le coucher.

On retrouve également d'autres effets indésirables plus généraux, tels que des éruptions cutanées, des hypotonies, des troubles digestifs, etc.

Effets indésirables chez la personne âgée

Les études menées chez la personne âgée ont tendance à montrer que les médicaments apparentés aux benzodiazépines sont généralement bien tolérés et sont dans la majorité des cas préférables aux benzodiazépines.

Le zolpidem à une dose quotidienne de 5 mg est plutôt bien toléré chez le sujet âgé[14]. Malgré tout, le principal effet indésirable rapporté chez les personnes âgées souffrant d'une insomnie chronique est une somnolence. On retrouve également des maux de tête et des myalgies.

En ce qui concerne la zopiclone, les études menées uniquement chez la personne âgée montrent que la dose de 7,5 mg est généralement bien tolérée et n'entraîne pas d'effets

---

[14] Holm KJ, Goa KL (2000) Zolpidem: an update of its pharmacology, therapeutic efficacy and tolerability in the treatment of insomnia. Drugs. 59(4):865-89

indésirables sérieux[15]. Les principaux effets rapportés sont un vertige, une dépression et des arthralgies.

Effets sur la conduite automobile

L'ensemble de la littérature s'accorde sur le fait que l'utilisation d'un médicament hypnotique est dangereuse pour la conduite automobile. Le conditionnement des apparentés aux benzodiazépines dispose ainsi d'un pictogramme (selon la réglementation de 1999) qui s'est décliné depuis 2006 en pictogramme de niveau 3. Ce pictogramme, présenté dans la figure 8, met en garde le patient et l'informe des risques de somnolence liés à la prise du médicament.

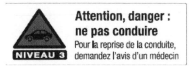

Figure 8 : Pictogramme de niveau 3

Le pictogramme de niveau 3 doit être présent sur le conditionnement de tous les médicaments hypnotiques. Il rappelle au patient que la conduite sous l'influence d'un tel produit peut être très dangereuse.

II. 4) 6- Précautions d'emploi

Dans tous les cas, la durée de traitement doit être la plus courte possible. Chez le sujet présentant un trouble dépressif majeur, les apparentés aux benzodiazépines ne doivent pas être prescrits seuls car ils laissent la dépression évoluer, avec persistance ou majoration du risque suicidaire.

Les modalités d'arrêt du traitement doivent être énoncées très clairement au patient avant l'instauration. L'arrêt doit être progressif et le patient doit être averti de la possibilité d'un syndrome de sevrage.

Enfin, des précautions doivent être prises chez l'insuffisant respiratoire en raison de l'effet dépresseur des apparentés aux benzodiazépines.

---

[15] Noble S, Langtry HD, Lamb HM (1998) Zopiclone: an update of its pharmacology, clinical efficacy and tolerability in the treatment of insomnia. Drugs. 55(2):277-302

II. 4) 7- Interactions médicamenteuses

L'association est déconseillée avec l'alcool. Il existe un risque de majoration de l'effet sédatif, entraînant une altération de la vigilance.

Les associations à prendre en compte sont celles concernant les autres médicaments dépresseurs du système nerveux central. Parmi ceux-ci, on retrouve les dérivés morphiniques (tenir compte des antitussifs opiacés et des antalgiques de palier 2 contenant de la codéine, comme le Codoliprane®, accessibles en automédication), les antidépresseurs, les neuroleptiques, les barbituriques, les anxiolytiques, les autres hypnotiques, les antihistaminiques H1 sédatifs, les antihypertenseurs centraux, le baclofène, la thalidomide et le pizotifène.

L'association d'un apparenté aux benzodiazépines avec l'une de ces substances est susceptible d'entraîner une majoration de la dépression centrale.

De plus, pour les dérivés morphiniques et les barbituriques, on retrouve un risque majoré de dépression respiratoire, pouvant être fatale en cas de surdosage.

II. 4) 8- Surdosage

Pour les deux molécules, les risques de toxicité sont relativement faibles même en cas d'ingestion massive. Un surdosage peut menacer le pronostic vital en cas de polyintoxication avec d'autres dépresseurs du système nerveux central (y compris l'alcool), ou lors d'un état pathologique pré-existant (asthme, BPCO, etc.). Les signes de surdosage varient selon la quantité ingérée et peuvent aller de la somnolence au coma. Les signes les plus bénins incluent des signes de confusion mentale et une léthargie alors que les signes les plus sérieux se manifestent par une ataxie, une hypotonie, une hypotension, une dépression respiratoire et exceptionnellement un décès.

Les risques graves surviennent préférentiellement en cas de polyintoxication. Cependant il existe un médicament antidote, le flumazénil (Anexate®). Cette molécule antagonisante agit en bloquant de façon compétitive les sites de liaison aux benzodiazépines du complexe $GABA_A$.

II. 4) 9- Propriétés pharmacocinétiques

Le zolpidem

Les propriétés pharmacocinétiques du zolpidem ont été résumées dans la revue d'Holm et Goa[14].

Il est rapidement absorbé et sa biodisponibilité est d'environ 70 % après une administration orale de doses allant de 0,5 à 20 mg. Les concentrations maximales atteignent 59 et 121 µg/l après absorption des doses respectives de 5 et 10 mg. La lipophilie partielle explique pourquoi le zolpidem n'est pas retenu dans le tissu adipeux lors de son absorption. Enfin, les différentes études menées sur sa pharmacocinétique ne montrent pas d'accumulation après répétition de doses.

Cette molécule se lie fortement aux protéines plasmatiques (environ 92 % chez des sujets sains). Le volume de distribution est quant à lui évalué à 0,54 l/kg après une administration de 8 mg en intraveineuse.

Le zolpidem est principalement métabolisé par les cytochromes P450, dont les CYP3A4 (61 %), CYP2C9 (22 %), CYP1A2 (14 %) et les CYP 2D6 (2,5 %) et 2C19 (0,5 %)[16]. Il est métabolisé en trois métabolites pharmacologiquement inactifs.

En ce qui concerne l'élimination, 79 à 96 % de la dose se retrouve excrétée sous forme de métabolites dans la bile, l'urine et les fécès (moins de 1 % de la dose est excrétée sous forme inchangée dans les urines). La demi-vie d'élimination est de 2,5 heures environ chez des sujets volontaires sains. Enfin, la clairance est de 0,26 l/h/kg après une dose de 8 mg administrée en intraveineuse.

La zopiclone

Les données concernant les propriétés pharmacocinétiques de la zopiclone sont résumées dans la revue de Noble[15].

Cette molécule est rapidement et largement absorbée après une administration orale. Les concentrations plasmatiques atteignent des valeurs de 64 à 86 µg/l en 0,5 à 2 heures après

---

[16] Von Moltke LL, Greenblatt DJ, Granda BW, Duan SX, Grassi JM, Venkatakrishnan K, Harmatz JS, Shader RI (1999) Zolpidem metabolism in vitro: responsible cytochromes, chemical inhibitors, and in vivo correlations. Br J Clin Pharmacol. 48(1):89-97

une dose orale de 7,5 mg. Pour cette même dose, la biodisponibilité est de 75 à 80 % chez des volontaires en bonne santé[17].

La zopiclone se lie à environ 45 % aux protéines plasmatiques (principalement l'albumine sérique). La distribution aux tissus est quant à elle rapide et large (notamment au cerveau). Le volume de distribution est de 100 litres[15].

Il est intéressant de noter que les concentrations salivaires sont supérieures aux concentrations plasmatiques, ce qui explique la présence d'un goût amer parfois décrit par les patients.

Le métabolisme est réalisé au niveau hépatique par les cytochromes P450. Les deux principaux métabolites étant pharmacologiquement moins actifs (dérivé N-oxide) ou inactifs (dérivé N-déméthylé).

La zopiclone est éliminée par voie urinaire à environ 80 %, sous forme de métabolites, et par les fécès à hauteur de 16 % environ. La clairance est de 14 l/h et la demi-vie d'élimination moyenne retenue par la majorité des études est de 5 heures.

---

[17] Gaillot J, Le Roux Y, Houghton GW, Dreyfus JF (1987) Critical factors for pharmacokinetics of zopiclone in the elderly and in patients with liver and renal insufficiency. Sleep. 10 Suppl. 1: 7-21

Partie III : Spécificités de la prescription des hypnotiques chez les personnes âgées

III. 1) Hypnotiques et personnes âgées

III. 1) 1- Définition de la personne âgée

Une personne est dite âgée à partir de 65 ans dans les pays développés et à partir de 60 ans dans les pays en voie de développement[18]. Dans notre société, les personnes âgées prennent une place de plus en plus importante et demandent des soins plus particuliers. Ces personnes souffrent, en effet, généralement de plusieurs pathologies dues à l'âge telles que des problèmes cardiovasculaires, respiratoires ou de diabète. Or avec l'espérance de vie qui s'allonge, le nombre de personnes âgées ne cesse d'augmenter.

D'après la répartition de la population par âge au 1er janvier 2009, publiée par l'INSEE[19] et présentée dans la figure 9, les personnes de plus de 65 ans représentent environ 17 % de la population française.

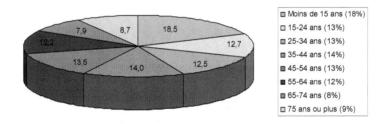

Figure 9 : Répartition par âge de la population française au 1er janvier 2009

Ce graphique représente la répartition de la population française au 1er janvier 2009. La population de plus de 65 ans représente environ 17%.

---

[18] da Silva Mda G, Boemer MR (2009) The experience of aging: a phenomenological perspective., Rev Lat Am Enfermagem. 17(3):380-386

[19] Insee, Estimations de population (résultats provisoires arrêtés fin 2008)

III. 1) 2- __Modifications physiologiques du sommeil chez la personne âgée__

Avec l'âge, le temps total de sommeil se raccourcit. Alors que les nourrissons et les enfants dorment en moyenne 16 à 20 heures par nuit, les adultes ne dorment qu'environ 7 à 8 heures et les personnes âgées 6,5 heures[20].

La figure 10 représente les hypnogrammes de sujets jeunes et âgés. En comparaison avec des sujets jeunes, les sujets âgés ont un endormissement plus tardif, un sommeil fragmenté, un réveil matinal précoce et un raccourcissement des stades 3 et 4 du sommeil lent profond[21].

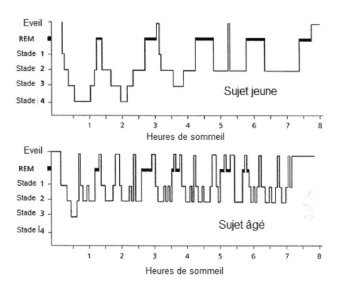

Figure 10 : Hypnogrammes comparant les cycles de sommeil chez le sujet jeune et chez le sujet âgé[21]

La comparaison des hypnogrammes de sujets jeunes et âgés montre qu'avec l'âge, le sommeil a tendance à se détériorer. Les micro-réveils nocturnes sont beaucoup plus nombreux et le sommeil lent profond est moins important.

Parmi les troubles du sommeil présents chez la personne âgée, l'insomnie est très fréquente puisqu'environ la moitié de cette population serait concernée[22,23]. Les femmes

[20] Rajput V et Bromley SM (1999) Chronic insomnia: a practical review. Am Fam Physician 60:1431-1438
[21] Neubauer DN (1999) Sleep problems in the elderly. Am Fam Physician. 59:2551-2560

seraient plus touchées que les hommes avec un *sex ratio* estimé à 1,7 dans la littérature[24], et ce en partie à cause des changements hormonaux intervenant en phase post-ménopausique[25]. En effet, il semble que les femmes bénéficiant d'un traitement hormonal substitutif aux estrogènes aient un meilleur sommeil que celles n'en bénéficiant pas[26].

La revue d'Ohayon[24] révèle également qu'il n'existe pas ou peu d'augmentation de la prévalence des symptômes d'insomnie chez les personnes âgées en bonne santé, c'est-à-dire sans pathologie ni traitement médicamenteux, celles-ci auraient une qualité de sommeil comparable à celle des sujets plus jeunes.

Enfin, le tableau 5 montre que plusieurs études ont évalué la prévalence de l'insomnie chez les personnes âgées. La plupart a pris en compte les symptômes de l'insomnie et seules deux études ont évalué la notion d'insatisfaction du sommeil (notion subjective, état de sommeil insatisfaisant ressenti par le patient)[27,28]. Les résultats montrent que la prévalence des symptômes d'insomnie et d'insatisfaction du sommeil n'augmente pas de façon significative avec l'âge, mais qu'elle est plus importante chez les femmes que chez les hommes, rejoignant ainsi les conclusions des études précédemment citées.

[22] Monane M (1992) Insomnia in the elderly. J Clin Psychiatry. 53(Suppl):23-28

[23] Vitiello MV (2000) Effective treatment of sleep disturbances in older adults. Clin Cornerstone. 2(5):16– 27

[24] Ohayon MM (2002) Epidemiology of insomnia: what we know and what we still need to know. Sleep Med Rev. 6(2):97– 111. Revue

[25] Vitiello MV, Larsen LH, Moe KE (2004) Age-related sleep change: gender and estrogen effects on the subjective–objective sleep quality relationships of healthy, noncomplaining older men and women. J Psychosom Res. 56:503-510

[26] Moe KE (1999) Reproductive hormones, aging, and sleep. Semin Reprod Endocrinol, 17:339-348

[27] Chiu HF, Leung T, Lam LC, Wing YK, Chung DW, Li SW, Chi I, Law WT, Boey KW (1999) Sleep problems in Chinese elderly in Hong Kong. Sleep. 15;22(6):717-726

[28] Ohayon MM, Vecchierini MF, Lubin S (2000) Relationship between daytime sleepiness and cognitive functioning in an elderly population. J Sleep Res. 9: 143

Auteurs	Année	Lieu	Nombre de sujets	Age	Critères étudiés	Prévalence homme/femme (en %)
Brabbins et al[29]	1993	Royaume Uni	1070	65	DIS, DMS ou EMA	35
Henderson et al[30]	1995	Australie	874	70	DIS, EMA	12,6/18
Foley et al[31]	1995	USA	9282	65	DIS, EMA	19,5/25,4 29,4/36,4
Blazer et al[32]	1995	USA	3976	65	DIS, DMS ou EMA	DIS : 19,8 DMS : 26,6 EMA : 14,3
Ganguli et al[33]	1996	USA	1050	66 - 97	DIS, DS, EMA,	DIS : 26,7/44,1 DS : 19,2/35,8 EMA : 8,7/23,3
Newman et al[34]	1997	USA	5201	65	DIS, DS ou EMA	DIS : 14/30 DS : 65/65 EMA : 17/15
Mallon et al[35]	1997	Suède	876	65-79	DIS, DS ou EMA	DIS : 14/30 DS : 31,4 EMA : 33,4
Maggi et al[36]	1998	Italie	2398	65	DIS ou EMA	35,6/54
Chiu et al[27]	1999	Chine	1034	70	Propre considération d'avoir une insomnie	8,6/17,5
Yamaguchi et al[37]	1999	Japon	236	> 60	Insomnie 3 nuits /semaine	14/19,7
Barbar et al[38]	2000	USA	3845 hommes	71 - 93	DIS, DS, DMA	32,6
Ohayon et al[28]	2000	France	1026	60	Sommeil insatisfaisant	11,5/16
Ohayon et al[39]	2001	Italie	2429	65	DIS, DS, EMA,	DIS : 16

					NRS	DS : 33
						EMA : 16
						NRS : 11

Tableau 5 : Tableau récapitulatif des études évaluant la prévalence de l'insomnie chez la personne âgée[28]

Ce tableau compare les prévalences d'insomnies chez les sujets âgés de plus de 60 ans, évaluées par plusieurs études. Différents critères sont pris en compte, comme la difficulté d'endormissement (DIS = difficulty initiating sleep), la difficulté à maintenir le sommeil (DMS = difficulty maintaining sleep), le sommeil discontinu (DS = disrupted sleep), le réveil matinal précoce (EMA = early morning awake) et le sommeil non réparateur (NRS = non restorative sleep).

La fréquence des insomnies chez la personne âgée explique la quantité importante d'hypnotiques prescrite chez ces sujets. Malheureusement, la pharmacocinétique de ces médicaments étant modifiée avec l'âge, leur consommation chez les personnes âgées n'est pas sans danger.

III. 1) 3- Quelques chiffres ...

La consommation de psychotropes chez les personnes de plus de 65 ans a été étudiée entre 1988 et 1995 avec la cohorte PAQUID établie en Gironde et en Dordogne[40]. Cette étude a montré que 39,1 % des personnes vivant à domicile et 66,4 % des sujets hébergés en institution utilise au moins un médicament psychotrope.

De plus, il semble que le pourcentage d'utilisateurs de cette classe médicamenteuse augmente avec l'âge et cette évolution de prescription serait due à l'apparition des nouvelles molécules, dont les apparentés aux benzodiazépines, qui sont considérées comme mieux tolérées.

---

[40] Fourrier A, Letenneur L, Dartigues JF, Decamps A, Begaud B (1996) Consommation médicamenteuse chez le sujet âgé vivant à domicile et en institution à partir de la cohorte PAQUID : importance de la polymédication et utilisation des psychotropes. Rev Geriatr. 21:473-482

III. 2) **Modifications pharmacocinétiques des hypnotiques chez le personne âgée**

III. 2) 1- Le zolpidem

La littérature dispose d'assez peu de données concernant la pharmacocinétique des apparentés aux benzodiazépines chez la personne âgée. Les principales données recueillies concernant le zolpidem proviennent de la revue d'Holm et Goa[14].

Absorption :

Chez la personne âgée de plus de 70 ans, les études montrent une augmentation de la concentration plasmatique maximale. L'étude d'Olubodun et al[41] avance les chiffres de 93 ± 45 ng/ml pour les hommes et de 108 ± 30 ng/ml pour les femmes, contre 40 ± 16 ng/ml chez les hommes jeunes et 60 ± 19 ng/ml chez les femmes jeunes.

Distribution :

La distribution est modifiée avec une aire sous la courbe augmentée[14]. Chez les hommes les valeurs augmentent de 110 ± 68 ng/ml/h chez les sujets jeunes à 400 ± 326 ng/ml/h chez les sujets âgés. De la même façon, chez les femmes les chiffres sont augmentés de 249 ± 133 ng/ml/h chez les jeunes à 398 ± 189 chez les femmes âgées[41].

Métabolisation :

Le zolpidem est habituellement métabolisé au niveau du foie, par les cytochromes P450. Il est métabolisé en trois métabolites, tous pharmacologiquement inactifs[14].

Elimination :

Chez la personne âgée, l'élimination est diminuée[14]. La clairance passe en effet de 820 ± 445 ml/min chez l'homme jeune à 276 ± 179 ml/min chez l'homme âgé et de 376 ± 271 ml/min chez la femme jeune à 209 ± 122 ml/min chez la femme âgée[41]. Enfin la demi-vie d'élimination est augmentée mais resterait cependant inférieure à 5 heures[42].

---

[41] Olubodun JO, Ochs HR, von Moltke LL, Roubenoff R, Hesse LM, Harmatz JS, Shader RI, Greenblatt DJ (2003) Pharmacokinetic properties of zolpidem in elderly and young adults: possible modulation by testosterone in men. Br J Clin Pharmacol. 56(3):297-304

[42] Woodward M (1999) Hypnosedatives in the elderly: a guide to appropriate use. CNS Drugs. 11:263-279

L'ensemble de ces données montre que le zolpidem est éliminé plus lentement chez la personne âgée, et que ses concentrations plasmatiques sont plus élevées. En conséquence, il semble opportun de diminuer les doses administrées par deux afin de limiter les effets indésirables.

III. 2) 2- **La zopiclone**

Ici encore les données concernant la pharmacocinétique de la zopiclone chez la personne âgée sont assez peu nombreuses dans la littérature.

Absorption :

Chez la personne modérément âgée (65 à 68 ans), il n'y a pas de modification majeure de la concentration plasmatique maximale et de l'aire sous la courbe par rapport à l'adulte jeune[15]. En revanche, les valeurs de ces deux paramètres sont augmentées chez le sujet très âgé (74 à 85 ans) et la biodisponibilité connaît la plus forte augmentation de valeur puisqu'elle passe à 163 ± 38 % (contre 77 ± 13 % chez les sujets jeunes)[17].

Distribution :

La valeur du volume apparent de distribution chez le sujet âgé n'est pas significativement différente de celle du sujet jeune (101,5 litres ± 17,9 contre 92,8 litres ± 86)[17]. Cependant, la valeur du volume de distribution dans le compartiment central est significativement diminuée (35,9 litres ± 24,6 chez le sujet âgé contre 62,7 litres ± 19,9 chez le sujet jeune) tandis que la valeur du volume de distribution dans le compartiment périphérique est significativement augmentée (65,6 litres ± 22,2 chez le sujet âgé contre 25,8 litres ± 7,6)[17].

Métabolisation :

Chez les personnes âgées, la métabolisation est diminuée conduisant à une plus grande excrétion de la zopiclone sous forme inchangée dans les urines (5,7 ± 2,8), tandis que l'excrétion urinaire des deux principaux métabolites (dérivés N-oxyde et N-déméthylé) est significativement diminuée (11,4 ± 3,8 et 13,4 ± 3,7 contre 15 ± 3,2 et 16,8 ± 3 chez les sujets jeunes)[17].

On retrouve donc une diminution des capacités de métabolisation, comparable à celle observée chez des patients en insuffisance hépatique[17].

<u>Elimination</u> :

La demi-vie plasmatique de la zopiclone est significativement augmentée chez les sujets les plus âgés, atteignant des valeurs de 8,1 ± 3,5 h. Chez les sujets âgés les plus jeunes (65 à 68 ans), la demi-vie est légèrement augmentée.

L'étude de Gaillot[17] permet donc d'évaluer que deux changements majeurs sont observés dans la population de personnes âgées. On retrouve une diminution des capacités de métabolisation et une inversion du rapport de volume de distribution dans le compartiment central par rapport au compartiment périphérique. Ce dernier changement évoque selon l'auteur les modifications spécifiques d'une insuffisance rénale.

Ainsi, comme pour le zolpidem, la zopiclone est éliminée plus lentement et il semble indispensable de diviser la posologie par deux chez les personnes de plus de 65 ans.

III. 2) 3- <u>Les benzodiazépines</u>

Afin d'établir une comparaison avec les apparentés aux benzodiazépines vus précédemment, ce paragraphe s'intéressera aux modifications pharmacocinétiques observées chez les personnes âgées utilisant des benzodiazépines hypnotiques. Ces benzodiazépines ont généralement des demi-vies courtes ou intermédiaires.

La revue de Woodward[42] reprend les grandes modifications retrouvées chez ces personnes.

<u>Absorption</u> :

L'absorption des benzodiazépines ne semble pas être affectée par l'âge, alors que la diminution du flux sanguin rénal due à l'âge a tendance à provoquer une augmentation des pics de concentration maximale de ces médicaments.

<u>Distribution</u> :

Les benzodiazépines sont fortement liposolubles or le vieillissement entraîne une diminution de la masse maigre et une augmentation de 30 à 50 % de la masse grasse. Il en résulte une augmentation du volume de distribution[43] et un risque augmenté d'accumulation et

---

[43] Ferchichi S, Antoine V (2004) Le bon usage des médicaments chez la personne âgée. La Revue de Médecine Interne. 25 (8):582-590

de relargage prolongé. L'augmentation du volume de distribution contribue à prolonger la demi-vie d'élimination de certaines benzodiazépines.

De plus, la réduction du taux de protéines plasmatiques entraînée par l'âge et certaines pathologies diminue la liaison du médicament aux protéines augmentant ainsi la concentration de la fraction libre et non liée des benzodiazépines. L'effet de cette dernière est donc augmenté. Cependant cet effet est limité par le fait que la diminution de la liaison protéique permet la métabolisation d'une plus grande partie de la benzodiazépine.

Métabolisation :

La métabolisation des benzodiazépines se fait d'abord au niveau du foie via une oxydation, une nitroréduction et une glucurunoconjugaison. Or, la capacité d'oxydation est diminuée avec l'âge, en partie à cause d'une réduction de l'activité du taux des cytochromes P450 mais également à cause d'une réduction de la masse hépatique[44]. La conséquence est une prolongation de la demi-vie d'élimination des benzodiazépines métabolisées par cette voie (par exemple le flunitrazépam).

La glucurunoconjugaison n'est pas affectée par l'âge, les demi-vies des benzodiazépines métabolisées par cette voie (comme le témazépam) ne sont donc pas modifiées par rapport à celles des sujets jeunes[39].

Elimination :

L'excrétion rénale est mineure mais elle est également diminuée à cause de la réduction liée à l'âge du flux sanguin rénal, de la filtration glomérulaire et de la capacité d'excrétion tubulaire.

III. 2) 4- <u>Conclusion</u>

L'ensemble de ces données montre que la principale modification pharmacocinétique chez la personne âgée est la prolongation de la demi-vie. La majorité des benzodiazépines utilisées comme hypnotiques ont des demi-vies courtes ou intermédiaires, allant de 5 à 20 heures chez la personne âgée. Ce facteur entraîne la survenue plus fréquente d'effets

---

[44] Woodhouse KW, James OFW (1990) Hepatic drug metabolism and ageing. Br Med Bull. 46: 22-35

indésirables et d'effets résiduels le lendemain de la prise du médicament. C'est en partie pour cette raison que les apparentés aux benzodiazépines ont été développés.

Les hypnotiques dérivés des benzodiazépines sont donc beaucoup plus utilisés en France pour traiter les insomnies. Ils bénéficient, en effet, d'une meilleure tolérance et d'une élimination plus rapide (temps de demi-vie raccourci), qui garantissent l'absence ou la diminution d'effets résiduels le lendemain de la prise du médicament.

Cependant, chez la personne âgée le manque d'études évaluant la pharmacocinétique ne permet pas de conclure à une totale innocuité de ces médicaments et il est impératif de poursuivre les recherches dans ce sens. En tout état de cause, il existe également des modifications des paramètres pharmacocinétiques ayant pour conséquence une augmentation des effets des apparentés, nécessitant une diminution des doses de ceux-ci chez les personnes âgées.

III. 3) Polymédication de la personne âgée : augmentation du risque d'apparition d'effets indésirables

La personne âgée est très souvent polypathologique, ce qui conduit à une polymédication. Or l'augmentation du nombre de médicaments entraîne généralement l'augmentation du risque de survenue d'un ou de plusieurs effets indésirables.

Une étude de l'Apnet réalisée dans sept services d'accueil et d'urgences français en 2005[45] a montré que parmi les personnes de plus de 70 ans incluses dans l'étude, 25 % ont un effet indésirable médicamenteux. Ces effets indésirables sont, en effet, deux fois plus nombreux chez les personnes âgées que dans le reste de la population.

Le problème est que la survenue d'un ou de plusieurs effets indésirables entraîne des symptômes pouvant être plus ou moins graves. L'étude prospective de Doucet J. et al[46] a évalué 2814 patients de plus de 70 ans admis entre novembre 1997 et décembre 1999 dans

---

[45] Queneau P, Trombert B, Carpentier F, Trinh-Duc A, Bannwarth B, Bouget J et l'Apnet (2005) Adverse drug effects: a prospective study by Apnet performed in seven emergency care units in France: propositions for preventive measures. Ann Pharm Fr. 63: 131-142

[46] Doucet J, Jego A, Noel D, Geffroy CE, Capet C, Coquard A, Couffin E, Fauchais AL, Chassagne P, Mouton-Schleifer D, Bercoff E (2002) Preventable and Non-Preventable Risk Factors for Adverse Drug Events Related to Hospital Admissions in the Elderly: A Prospective Study. Clinical Drug Investigation. 22(6):385-392

une unité gériatrique de 60 lits d'un hôpital français. Ils ont dénombré en tout 500 effets indésirables médicamenteux et sur ces effets, 66,7 % sont associés à des symptômes cardiovasculaires, métaboliques, rénaux et neuropsychologiques. Enfin, ils ont évalué que les médicaments psychotropes (anxiolytiques et hypnotiques surtout) sont impliqués à hauteur de 31,2 % et que parmi les hypnotiques, la zopiclone est le plus pourvoyeur d'effets indésirables médicamenteux.

Parmi les effets indésirables dangereux chez les personnes âgées, on peut évoquer les chutes. Une étude menée par l'Assurance Maladie en 2000[47] montre qu'en 1999, les chutes accidentelles ont été la cause 8458 décès en France chez les personnes de plus de 75 ans. Le rôle des psychotropes dans ces chutes a été étudié et on estime aujourd'hui qu'ils sont responsables chez les sujets âgés d'environ 30 % des chutes en institution et de 20 % des chutes à domicile.

La survenue de ces effets indésirables dépend de plusieurs facteurs. Un de ces facteurs est le manque d'observance très important chez les personnes âgées. S'il est difficile de chiffrer exactement cette observance, la littérature s'accorde en général sur le fait qu'une personne âgée sur deux suit mal son traitement, le plus souvent en le sous-dosant[48].

En pratique, à l'officine, ce chiffre ne prend pas en compte l'automédication qui constitue un autre facteur important. Les personnes âgées viennent en effet régulièrement acheter des antalgiques ou des laxatifs en plus de leurs ordonnances.

Enfin, l'autre facteur déterminant est la polyprescription. En effet, les personnes âgées ont généralement plusieurs médecins, notamment un médecin traitant généraliste et des spécialistes. Les prescriptions ne tiennent pas toujours compte de celles des autres et il existe un manque de coordination entre les différents prescripteurs. Selon Ferchichi[43], il existe trois risques principaux liés au cumul d'ordonnances. Le cumul voire la potentialisation d'un même effet indésirable, le non rattachement d'un symptôme à l'effet indésirable d'un médicament prescrit par un autre médecin et la majoration du risque d'interactions médicamenteuses. En officine il n'est en effet pas rare de voir deux benzodiazépines prescrites par deux prescripteurs différents.

---

[47] Lecadet J, Vidal P, Baris B, Vallier N, Fender P, Allemand H et le groupe Médipath (2003) Médicaments psychotropes : consommation et pratiques de prescription en France métropolitaine. I. Données nationales, 2000, Revue médicale de l'assurance maladie. 34, n° 2
[48] CRESIF (2001) Observance thérapeutique chez les personnes âgées : Synthèse documentaire, Colloque des 12 et 13 novembre 2001

III. 4) Conséquences pratiques sur la prescription des médicaments apparentés aux benzodiazépines chez les personnes âgées

III. 4) 1- De la littérature ...

La prescription des médicaments psychotropes chez la personne âgée est devenue un problème de santé publique en France. C'est pour cela que la Haute Autorité de Santé (HAS) a présenté en 2007 un programme qui a pour objectif d'améliorer les pratiques de prescription des professionnels et l'usage des médicaments psychotropes chez la personne âgée[2]. En effet, plus d'un tiers des personnes de plus de 65 ans consomment de façon prolongée des médicaments anxiolytiques ou hypnotiques. Selon ce même rapport de l'HAS, 20 % des 10 millions de personnes âgées consomment de façon chronique des hypnotiques ou anxiolytiques alors que les risques liés à ces médicaments sont supérieurs aux bénéfices lors d'une utilisation chronique.

Le problème vient essentiellement de la sur-prescription des psychotropes chez les personnes âgées. Les données collectées en 2000 par la Caisse Nationale d'Assurance Maladie montrent que près d'un quart de la population française couverte par le Régime Général a bénéficié du remboursement d'un médicament psychotrope, parmi lesquels une moyenne de 33,7 % des hommes et 54,25 % des femmes après 70 ans. De façon plus précise, une moyenne de 15 % des hommes et de 22,45 % des femmes de plus 70 ans ont consommé un hypnotique[47]. On peut alors s'interroger sur cette pratique courante en France mais également dans les autres pays. Une des réponses est la vision déficitaire que notre société a de la vieillesse[49]. Il semblerait en effet que les prescripteurs portent un regard pessimiste sur la personne âgée estimant même que celles atteintes d'une ou plusieurs pathologies chroniques seraient très souvent en proie à une anxiété extrême. Le recours aux médicaments psychotropes apparaît alors comme un outil pour la gestion au jour le jour d'une sensibilité exacerbée. Une autre hypothèse est la représentation du médicament psychotrope lui-même. Sa prescription au long cours, en particulier chez la personne âgée, peut être expliquée par

---

[49] Collin J et Ankri J (2003) La problématique de la consommation de médicaments psychotropes chez les personnes âgées en France et au Québec. Fondation Nationale de Gérontologie. Gérontologie et société. n° 107 ISSN 0151-0193 :149 à 165

l'apparition d'une banalisation du geste de prescription, associée à un discours médical qui tend à minimiser les risques de ces médicaments[49].

III. 4) 2- ... à la pratique officinale

La réglementation concernant les hypnotiques et notamment les apparentés aux benzodiazépines (qui a été rappelée dans un chapitre précédent) est très stricte et le point à retenir est que la durée de prescription ne doit pas excéder quatre semaines. Cependant, dans la pratique, on constate que la prescription du zolpidem et de la zopiclone ne respecte pas toujours cette réglementation.

La collecte d'ordonnances concernant la prescription d'apparentés aux benzodiazépines chez les personnes de plus de 65 ans sur une période de 2 mois montre que les prescripteurs sont loin de respecter la réglementation. Ces ordonnances ont été collectées entre mi-septembre et novembre 2009, dans une officine à clientèle plutôt rurale et habituelle. Un total de 29 ordonnances contenant une prescription de zolpidem ou de zopiclone a été recueilli. Voici les quelques chiffres à retenir :

- 13 ordonnances concernent une prescription de zolpidem et 16 une prescription de zopiclone. Sur toutes les ordonnances, seules 2 ont été rédigées pour la seule prescription d'un hypnotique, les autres font intervenir de nombreux médicaments, principalement à visée cardio-vasculaire.
- 14 ordonnances font l'objet d'une prise en charge ALD (affection longue durée), avec un nombre moyen de 10 médicaments par ordonnance.
- 24 prescriptions concernent des femmes.
- Aucune ordonnance ne respecte la posologie recommandée chez la personne âgée, à savoir 3,75 mg pour la zopiclone et 5 mg pour le zolpidem.

De plus, 7 ordonnances mentionnent deux comprimés au coucher, soit 4 fois la dose recommandée chez le sujet de plus de 65 ans. Dans la pratique courante, cette prescription permet en fait de prolonger le traitement d'un mois supplémentaire (les patients prennent un comprimé au coucher mais n'ont pas besoin d e revoir leur médecin le mois suivant car la quantité a été doublée lors de la délivrance). Cependant, parmi les patients qui ont pu être interrogés à ce sujet, un a confirmé prendre 2 comprimés de zolpidem au coucher pour « être sûr de s'endormir ».

Enfin, une majorité des patients bénéficient d'une ordonnance supplémentaire le mois suivant afin de poursuivre leur traitement hypnotique.

Partie IV : Données bibliographiques, cliniques et épidémiologiques en faveur du risque important sur la conduite automobile suite à l'utilisation des hypnotiques chez la personne âgée

IV. 1) Relation entre accidents de la route et prise médicamenteuse

La sécurité routière est devenue un enjeu prioritaire des autorités gouvernementales. En 2008, la France a dénombré en moyenne 4000 décès et 90000 blessés sur les routes, et ce malgré une amélioration de la sécurité routière ces dernières années[50]. Parmi les nombreux facteurs d'insécurité (consommation d'alcool, vitesse excessive, fatigue, etc.), la part de responsabilité des médicaments a été évaluée à 10 % par les différentes études[47]. Les principaux médicaments consommés et responsables d'accidents de la route sont les hypnotiques et les anxiolytiques dont les benzodiazépines. Ces dernières ont en effet été reliées à une augmentation significative du risque d'accident de la route et ce risque est dose-dépendant[51].

Les nombreuses études concernant l'utilisation des benzodiazépines et apparentés chez la personne âgée menées jusqu'ici montrent qu'il existe des effets indésirables notables tels que des chutes[52]. Ces effets sont également susceptibles d'entraîner des conséquences lourdes, notamment sur la route puisque des études ont montré la relation entre la prise de benzodiazépines et la survenue d'accidents de la route[53,54]. Ces deux études épidémiologiques ont conclu que l'exposition aux benzodiazépines à demi-vie longue chez la personne âgée est associée à des accidents de la route, et ce d'autant plus que la demi-vie est prolongée à cause des modifications pharmacocinétiques liées à l'âge. Au contraire, la prise de benzodiazépines à demi-vie courte n'augmente pas ce risque. Cependant Hemmelgarn[54] émet une limite à son étude car la fréquence de conduite n'est pas prise en compte. En effet, l'auteur précise qu'à un kilométrage égal, le taux d'accidents de la route des personnes âgées est deux fois plus élevé que chez les conducteurs plus jeunes et n'est dépassé que par le taux des conducteurs de moins de 25 ans.

La relation de cause à effet entre la prise de benzodiazépines et le risque de survenue d'accidents de la route est donc bien établie. Il est donc maintenant important de savoir si les

---

[50] Afssaps (2009) Mise au point- Médicaments et conduite automobile
[51] Barbone F, McMahon AD, Davey PG, Morris AD, Reid IC, McDevitt DG, MacDonald TM (1998) Association of road-traffic accidents with benzodiazepine use. Lancet. 352(9137): 1331-1336
[52] Neutel CI, Hirdes JP, Maxwell CJ, Patten SB (1996) New evidence on benzodiazepine use and falls: the time factor. Age Ageing. 25(4):273-278
[53] Ray WA, Fought RL, Decker MD (1992) Psychoactive drugs and the risk of injurious motor vehicle crashes in elderly drivers. Am J Epidemiol. 136(7):873-883
[54] Hemmelgarn B, Suissa S, Huang A, Boivin JF, Pinard G (1997) Benzodiazepine use and the risk of motor vehicle crash in the elderly. Jama. 278:27-31

nouveaux hypnotiques, les apparentés aux benzodiazépines, peuvent avoir une part de responsabilité dans de tels accidents.

IV. 2) Méthodes d'études de l'influence médicamenteuse sur la conduite automobile

Il existe plusieurs méthodes permettant d'évaluer l'influence des médicaments hypnotiques sur la conduite automobile. Parmi celles-ci, on citera les principales.

IV. 2) 1- Les tests en laboratoire

Ces tests permettent d'étudier les performances liées à la conduite automobile, dans des conditions standardisées et contrôlées. Parmi ceux-ci, on peut citer les plus connus, tels que le DSST (Digit Symbol Substittution Test). Ce test permet d'explorer l'attention et la rapidité psychomotrice en mettant à disposition du sujet une table comprenant des chiffres associés à des symboles. Le but est de remplir les cases vides par les symboles, à l'aide des chiffres correspondants. Le score est évalué par le nombre d'erreurs réalisées, mais aussi par le temps mis pour compléter les cases. Ce test est souvent utilisé pour évaluer les performances psychomotrices d'un individu.
Une étude a montré sa sensibilité à l'inhibition par les hypnotiques[55].

On peut également citer le CFF (Critical Flicker Fusion), qui correspond à une mesure de la capacité d'un sujet à distinguer une impulsion sensorielle discrète et sa capacité à y réagir de façon appropriée[56]. Concrètement, on soumet au sujet une lumière intermittente, et on mesure le temps au bout duquel le sujet voit le signal lumineux de façon constante. Ce test est considéré comme l'un des plus utilisés en recherche psychopharmacologique.

---

[55] Greenblatt DJ, Harmatz JS, Engelhardt N, Shader RI (1989) Pharmacokinetic determinants of dynamic differences among three benzodiazepine hypnotics. Flurazepam, temazepam, and triazolam. Arch Gen Psychiatry. 46(9):793
[56] Hindmarch I (1982) Critical Flicker Fusion Frequency (CFF): The Effects of Psychotropic Compounds. Pharmacopsychiatry. 15: 44-48

Bien que souvent utilisés pour mesurer les performances psychomotrices, ces tests semblent cependant inadéquats pour évaluer de façon précise les modifications entraînées par certaines substances sur la conduite actuelle qui est d'une grande complexité[57].

IV. 2) 2- Les auto-rapports et les évaluations subjectives de la capacité à conduire

En pratique, ces méthodes consistent en la prise en compte des résultats de l'auto-évaluation de l'expérimentateur ou des jugements d'un instructeur de conduite[53]. Cette méthode comporte rapidement des limites du fait de la subjectivité de l'évaluation. Par exemple, les jeunes conducteurs ont tendance à surestimer leur conduite et à sous estimer la survenue d'accidents de la route. Ainsi il ressort de ces études qu'environ 80 % des expérimentateurs ont tendance à mésestimer leur propre conduite (ils la voient meilleure qu'en réalité) mais aussi celle des autres qu'ils la jugent plus négativement. Ce manque de précision conduit à interpréter les résultats des études utilisant ces méthodes avec beaucoup de prudence.

IV. 2) 3- Les tests sur circuit fermé et simulateurs de conduite

Les tests sur circuit fermé sont intéressants mais ne représentent pas les conditions d'un trafic normal de part l'absence notamment des autres conducteurs et des situations de conduite inattendues ou à risque[57].

Les simulateurs de conduite sont quant à eux de plus en plus sophistiqués et peuvent être considérés comme une bonne alternative aux tests de conduite sur route[58]. Même s'ils ne prennent pas en compte les interactions avec les autres conducteurs ou éléments de la route, ils présentent l'avantage de tester les substances dans des conditions bien contrôlées. De plus, les nouveaux simulateurs permettent de tester la conduite en conditions urbaines, et de simuler des scénarios d'accidents[59].

---

[57] Verster JC, Veldhuijzen DS, Volkerts ER (2004) Residual effects of sleep medication on driving ability Sleep Med Rev. 8(4):309-25. Revue
[58] Volkerts ER, van Laar MW, van Willigenburg APP, Plomp TA, Maes R.AA (1992) A comparative study of on-the-road and simulated driving performance after nocturnal treatment with lormetazepam 1 mg and oxazepam 50 mg. Hum Psychopharmacol. 7: 297-309
[59] Meskali M, Berthelon C, Marie S, Denise P, Bocca ML (2009) Residual effects of hypnotic drugs in aging drivers submitted to simulated accident scenarios: an exploratory study. Psychopharmacology, 207(3):461-467

IV. 2) 4- Les tests de conduite sur route

Cette méthode a été développée dans les années 1980[60]. Elle est actuellement considérée comme la méthode de choix pour évaluer les effets des substances psychoactives sur la capacité à conduire[50]. En pratique, les sujets de l'étude doivent conduire une voiture expérimentale à une vitesse constante et sur la portion la plus lente du trafic. La distance parcourue est une portion de 100 km. Un instructeur de conduite est assis à droite du conducteur pour garantir la sécurité lors de l'expérience, il est équipé d'un système de frein et d'accélération si les actions du conducteur en nécessitent l'usage. Ce test est représenté de façon schématique dans la figure 11.

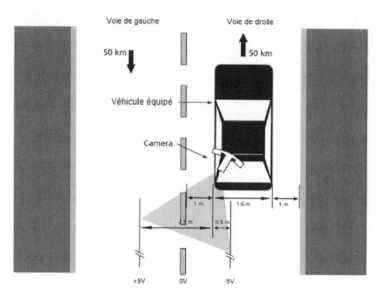

Figure 11 : Représentation schématique d'un test sur route[57]

Le test sur route est réalisé sur une portion de route réelle. Le véhicule conduit par l'expérimentateur est équipé d'une caméra vidéo montée sur le toit pour permettre d'enregistrer en continu la position de la voiture dans le trafic. Différents instruments de mesure sont également présents pour mesurer la distance du véhicule par rapport à la ligne de démarcation centrale et par rapport au bas côté de la route. La portion de route parcourue est de 100 km.

---

[60] O'Hanlon JF (1984) Driving performance under the influence of drugs: rationale for, and application of, a new test. Br J Clin Pharmacol. 18 Suppl 1:121S-129S

Une caméra vidéo est montée sur le toit de la voiture pour enregistrer en continu la position actuelle du véhicule dans le trafic. Cette position prend en compte la distance de la voiture par rapport à la démarcation du milieu de la route et correspond au paramètre SDLP (Standard Deviation of Lateral Position). La SDLP est le critère principal pris en compte dans les tests de conduite, il correspond aux écarts latéraux de la position moyenne du véhicule. Représentée sur la figure 12, elle est généralement comprise entre 18 et 22 cm mais l'usage de produits psychotropes peut faire augmenter ces valeurs à 35 cm voire plus. Ces effets sont semblables à ceux de l'alcool et sont généralement calibrés par rapport à différentes doses d'alcool.

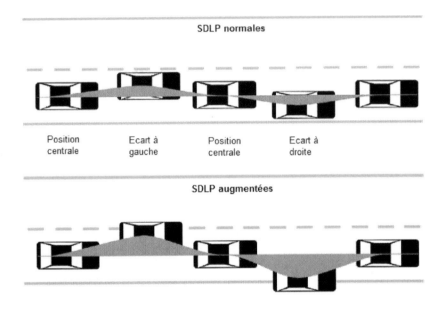

Figure 12 : Représentation schématique de la Standard Deviation of Lateral Position[57]

Ce schéma représente les variations de SDLP. En haut, sont indiquées les variations dites normales avec des écarts à gauche et à droite mais sans déborder sur la démarcation centrale ou sur le bas côté de la route. En bas, la figure montre l'augmentation des écarts, généralement retrouvée avec la prise de produits psychotropes.

IV. 3) Etudes menées sur les benzodiazépines hypnotiques avec le test de conduite sur route

Les benzodiazépines ont été étudiées à plusieurs reprises avec ce test. La revue de Verster[57] résume les résultats des six études principales qui ont évalué les effets résiduels des benzodiazépines hypnotiques chez des sujets avec un passé d'insomnie et de consommation d'hypnotique. L'âge de ces sujets n'est pas précisé. Ces études sont présentées dans le tableau 6.

Auteurs	Nombre de sujets	Nombre de nuits de traitement	Traitement
O'Hanlon JF (1984)[60]	24 femmes	2	Flurazepam 15 mg Flurazepam 30 mg Secobarbital 200 mg
Volkerts ER (1984)[61]	16 femmes	2	Loprazolam 1 mg Loprazolam 2 mg Flunitrazepam 2 mg
Volkerts ER (1984)[61]	16 femmes	2	Nitrazepam 5 mg Flunitrazepam 2 mg
O'Hanlon JF (1986)[62]	12 femmes	2	Temazepam 20 mg Nitrazepam 10 mg
Brookhuis KA (1990)[63]	16 femmes	2	Lormetazepam 1 mg Lormetazepam 2 mg Flurazepam 30 mg
Volkerts ER (1992)[58]	18 hommes	2	Lormetazepam 1mg Oxazepam 50 mg

Tableau 6 : Tableau résumant les six études sur les benzodiazépines hypnotiques en test sur route[57]

Ce tableau résume les six études qui ont évalué l'effet de certaines benzodiazépines sur la conduite automobile avec le test de conduite sur route. Le nombre de sujets traités, de nuits et la nature des traitements sont rappelés.

---

[61] Volkerts ER, Louwerens JW, Gloerich ABM, Brookhuis KJ, O'Hanlon JF (1984) Zopiclone's residual effect upon actual driving performance versus those of nitrazepam and flunitrazepam. VSC, Report 84-10, Traffic Research Centre, Groningen, The Netherlands

[62] O'Hanlon JF et Volkerts ER (1986) Hypnotics and actual driving ability. Acta psychiatr Scand. 74(suppl 332): 95-104

[63] Brookhuis KA, Volkerts ER, O'Hanlon JF (1990) Repeated dose effects of lormetazepam and flurazepam upon driving performance. Eur J Clin Pharmacol. 38: 1-5

Les benzodiazépines utilisées dans ces études et commercialisées en France en tant qu'hypnotiques sont le loprazolam à 1 mg, le flunitrazepam à 1 mg, le nitrazepam à 5 mg, le temazepam et le lormetazepam. Les auteurs ont mesuré leurs effets sur la SDLP après 2 nuits de traitement, les résultats étant présentés dans la figure 13.

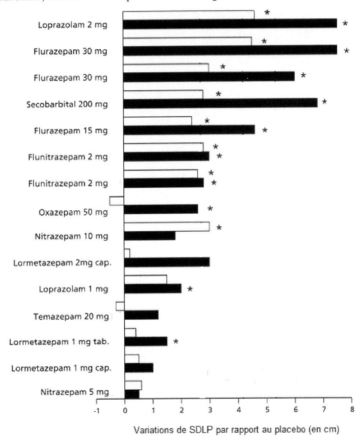

Variations de SDLP par rapport au placebo (en cm)

Figure 13 : Effets des benzodiazépines hypnotiques sur la conduite après deux nuits de traitement[57]

Ce graphique représente les variations des SDLP des groupes ayant consommé une benzodiazépine par rapport au groupe placebo. Les mesures sont exprimées en centimètres. Les barres noires représentent la session du matin et les barres blanches la session de l'après-midi. La significativité par rapport au placebo est désignée par une étoile. On peut observer que la majorité des benzodiazépines testées provoque une augmentation significative de la SDLP par rapport au placebo.

Les résultats sont exprimés par le paramètre SDLP, en centimètres, par rapport à un placebo. Le test a été effectué en deux sessions, la première étant réalisée le matin (soit 10 à 11 heures après l'administration de la benzodiazépine) et représentée par les barres noires. La deuxième session a été réalisée l'après midi (soit 16 à 17 heures après administration) et est représentée par les barres blanches. La significativité par rapport au placebo est indiquée par la présence d'une étoile.

Si on s'intéresse aux benzodiazépines commercialisées en France, on constate que le test de conduite sur route met en évidence une différence significative de SDLP pour le loprazolam 1 mg et le lormetazepam 1 mg pour les sessions du matin. A des dosages plus élevés ces différences se renforcent et deviennent également valables pour les sessions de l'après midi.

Le test de conduite sur route met donc en évidence la présence d'effets résiduels le lendemain de la prise de benzodiazépines hypnotiques. Les différences de SDLP mesurées sont significatives et dose dépendante[57].

Ces résultats rejoignent ceux vus précédemment et concluent que seules les benzodiazépines hypnotiques de demi-vie longue ou intermédiaire augmentent significativement le risque d'accident de la route. Les écarts de SDLP sont moins importants ou non significatifs par rapport au placebo après administration de benzodiazépines dont la demi-vie est inférieure à 8 heures. Cette conclusion est valable pour des doses recommandées.

IV. 4) Etudes concernant les hypnotiques apparentés aux benzodiazépines

Alors qu'un nombre important d'études a été mené sur l'influence des benzodiazépines sur la conduite automobile, celles évaluant le rôle des apparentés aux benzodiazépines sont beaucoup moins nombreuses.

IV. 4) 1- Le zolpidem

Le zolpidem ne semble pas entraîner d'effets résiduels le lendemain de la prise[57].

En effet, aux doses recommandées et pris avant une nuit de 8 heures, une étude utilisant le simulateur de conduite montre que le zolpidem est plutôt bien toléré et ne semble pas entraîner d'effets résiduels[64].

Chez la personne âgée, la même conclusion apparaît comme le montre la revue de Unden[65]. Celle-ci résume des études basées sur des tests neuropsychomoteurs qui se sont intéressées aux personnes âgées ayant reçu une dose de zolpidem allant de 5 à 20 mg, sur une ou deux nuits consécutives. Les résultats de cette revue sont confirmés par d'autres articles apparus ultérieurement tel que celui de Leppik[66] qui n'a pas trouvé d'effets résiduels après avoir soumis ses expérimentateurs à un questionnaire d'auto-évaluation.

Les résultats de la revue de Unden[65] sont présentés dans le tableau 7 qui regroupe les principaux tests effectués. Les sujets sont tous âgés d'au moins 60 ans.

Auteurs	Nombre de sujets	Substance et dosage	MSLT	CFF	DSST	SCT	Fonction mnésique	CRT
Scharf et al. (1991b)[67]	30	zolpidem (5 à 20 mg)	Z = P		Z = P	Z = P		.
Fairweather et al. (1992)[68]	24	zolpidem (5 et 10 mg)		Z = P			Z = P	Z = P
Scharf et al. (1991a)[69]	33	zolpidem (5 mg)					Z = P	

Tableau 7 : Tableau récapitulatif des études mesurant les effets résiduels du zolpidem chez des sujets âgés sains[65]

---

[64] Bocca ML, Le Doze F, Etard O, Pottier M, L'Hoste J, Denise P (1999) Residual effect of zolpidem 10 mg and zopiclone 7.5 mg versus flunitrazepam 1 mg and placebo on driving performance and occular saccades. Psychopharmacology. 143: 373-379

[65] Unden M, Schechter BR (1996) Next day effects after nighttime treatment with zolpidem: a review. Eur Psychiatry. 11 Suppl.1: 21S-30

[66] Leppik IE, Roth-Schechter GB, Gray GW, Cohn MA, Owens D (1997) Double-blind, placebo-controlled comparison of zolpidem and triazolam and temazepam in elderly patients with insomnia. Drug Dev Res. 40: 230-238

[67] Scharf M, Vogel G, Kaffeman M, Ochs RF (1991b) Dose-response of zolpidem in elderly patients with chronic insomnia. Sleep Res. 20: 84

[68] Fairweather DB, Kerr JS, Hindmarch I (1992) The effects of acute and repeated doses of zolpidem on subjective sleep, psychomotor performance and cognitive function in elderly volunteers. Eur J Clin Pharmacol. 43: 597-601

[69] Scharf MB, Mayleben DW, Kaffeman M, Krall R, Ochs R (1991a) Dose response effects of zolpidem in normal geriatric subjects. J Clin Psychiatry. 52: 77-83

Ce tableau résume les résultats des études qui ont évalué les effets résiduels du zolpidem chez des sujets âgés de plus de 60 ans. Les tests utilisés dans ces études sont principalement des tests effectués en laboratoire, comme le DSST (Digit Symbol Substitution Test) ou le CFF (Critical Flicker Fusion), vus dans un chapitre précédent. Le CRT (Combined Reaction Time) et le SCT (Symbol Copying Test) sont également des tests permettant de mesurer les performances psychomotrices. Le MSLT (Multiple Sleep Latency Test) permet quant à lui d'évaluer la rapidité d'endormissement dans un environnement favorable. Les substances utilisées dans ces tests sont le zolpidem (Z) et le placebo (P). On peut observer que le zolpidem ne semble pas entraîner d'effets résiduels.

Le MSLT (Multiple Sleep Latency Test) est un test qui a été introduit en 1977 par Carskadon et Dement. Il est utilisé pour évaluer la somnolence le jour suivant l'administration du médicament dans de nombreuses études. Concrètement, ce test mesure la rapidité avec laquelle un individu s'endort dans un environnement favorable au sommeil[70], le résultat étant exprimé en temps latent moyen de sommeil.

Aux doses recommandées (soit 10 mg chez l'adulte et 5 mg chez la personne âgée) les résultats ont montré que le zolpidem n'a pas entraîné d'effets résiduels lors de la journée suivant la nuit sous hypnotique[65]. Cette étude est soutenue par d'autres qui montrent à chaque fois que le zolpidem est dépourvu d'effets résiduels lorsqu'il est pris au moins huit heures avant le réveil.

En revanche il entraîne des effets indésirables s'il est pris en milieu de nuit[71]. Cette étude a en effet montré que la prise de zolpidem à 10 et 20 mg diminue de façon significative les capacités de conduite et ce de manière dose-dépendante. L'auteur a utilisé le test de conduite sur route auprès de 30 sujets jeunes et sains (15 femmes et 15 hommes). Après avoir contrôlé leurs fonctions vitales, les sujets ont été invités à aller se coucher, 5 heures avant l'administration de l'hypnotique. Cette administration a eu lieu en milieu de nuit, 4 heures avant le début du test sur route. Enfin les sujets ont été réveillés 3 heures après l'administration de la dose et ont pris un petit déjeuner standard. Le test sur route a ensuite

---

[70] Carsakadon MA, Dement WC et al. Guidelines for the multiple sleep latency test (MSLT): a standard mesure of sleepiness. Sleep, 1986, vol. 9, n°4, pp. 519-524
[71] Verster JC, Volkerts ER, Schreuder AH, Eijken EJ, van Heuckelum JH, Veldhuijzen DS, Verbaten MN, Paty I, Darwish M, Danjou P, Patat A (2002) Residual effects of middle-of-the-night administration of zapeplon and zolpidem on driving ability, memory functions, and psychomotor performance. J Clin Psychopharmacol. 22(6):576-583

débuté sur une route à deux voies, en trafic réel et sur une portion de 100 kilomètres. Le but de l'exercice est de conduire aussi droit que possible à une vitesse constante de 95 km/h. Chaque sujet est accompagné d'un instructeur de conduite pouvant intervenir en cas de problème. Les résultats enregistrés ont pris en compte différents paramètres de conduite tels que la SDLP, ainsi que des paramètres de performances psychomotrices et de mémoire. Les résultats concernant la prise de zolpidem sont présentés dans le tableau 8.

	Moyenne ± écart-type		
Variable	**PLAC**	**ZOL$_{10}$**	**ZOL$_{20}$**
Performances de conduite			
SDLP (cm)	$17,5 \pm 4,2$	$21,3 \pm 6,7$*	$28,1 \pm 11,9$*
SDS (km/h)	$2,25 \pm 0,67$	$2,43 \pm 0,60$	$3,08 \pm 1,30$

Tableau 8 : Résultats obtenus pour le zolpidem avec le test sur route dans l'étude de Verster[71]

Le tableau 8 présente les résultats d'un test de conduite sur route effectué après une prise de zolpidem à 10 et 20 mg. Les critères mesurés sont la SDLP (Standard Deviation of Lateral Position, en cm) et la variation de vitesse (SDS = Standard Deviation of Speed, en km/h). Les résultats sont exprimés en moyennes (± écart-type) et les substances administrées sont le zolpidem à 10 mg (ZOL10), le zolpidem à 20 mg (ZOL20) et le placebo (PLAC). La significativité est représentée par une étoile. On peut observer une augmentation des moyennes pour les deux critères.

Les résultats montrent une augmentation des moyennes des paramètres SDLP et SDS pour les groupes zolpidem par rapport au groupe placebo. Les moyennes concernant le paramètre SDLP sont significativement plus élevées avec le groupe zolpidem 10 mg ($t_{1.112}$ = 2,87, p < 0,005) où l'on observe une augmentation d'environ 4 cm mais aussi avec le groupe zolpidem 20 mg ($t_{1.112}$ = 5.27, p < 0,001) avec une augmentation d'environ 11 cm. De plus on peut observer une dose dépendance significative.

Dans cette étude, les participants ont également été invités à auto-évaluer leur conduite sous zolpidem. Les résultats montrent que les sujets ont estimé que leur conduite était pire que d'habitude après administration de zolpidem 10 et 20 mg.

Malheureusement, le zolpidem n'a pas encore été testé dans les tests de conduite chez la personne âgée. Meskali[69] a cependant évalué les effets résiduels du zolpidem chez des sujets de 55 à 65 ans à l'aide d'un simulateur de conduite en situation urbaine, avec reproduction de scénarios d'accidents de la route. Les résultats montrent une tendance à l'augmentation du nombre d'accidents, ainsi qu'une modification de la position latérale de la voiture par rapport à la route.

En conclusion, il semble que le zolpidem bénéficie d'une bonne innocuité s'il est pris au moins 8 heures avant le réveil, chez le sujet jeune comme chez la personne âgée. En revanche s'il est pris en milieu de nuit (3 heures avant le réveil) il semble provoquer des effets résiduels importants entraînant une diminution des capacités de conduite chez des sujets jeunes en bonne santé. Chez la personne âgée et polymédicamentée, il pourrait donc exister un réel danger en terme de capacité de conduite, notamment si les doses recommandées ne sont pas respectées. Des études doivent encore être menées pour évaluer de façon précise ce danger.

IV. 4) 2- La zopiclone

Au contraire du zolpidem, la majorité des études tend à montrer que la zopiclone entraîne des effets résiduels le lendemain de la prise. Les principales études qui ont mesuré l'influence de la zopiclone sur la conduite automobile l'ont fait sur des volontaires jeunes et en bonne santé. Le principal test utilisé a été le test de conduite sur route en conditions réelles et une étude a utilisé le simulateur de conduite.

L'ensemble des résultats pour ces différentes études, présentées dans le tableau 9, suggère que cet hypnotique entraîne une diminution des capacités de conduite le lendemain de la prise.

Auteurs	Nombre de sujets	Substance / Dosage	Test
Volkerts ER et al. (1984)[58]	16 femmes	Zopiclone / 7,5 mg	Test sur route (SDLP)
Vermeeren A et al. (1998)[72]	28	Zopiclone / 7,5 mg	Test sur route (SDLP)

---

[72] Vermeeren A, Danjou PE, O'Hanlon JF (1998) Residual effects of evening and middle-of-the-night administration of zaleplon 10 and 20 mg on memory and actual driving performance. Hum Psychopharmacol Clin Exp. 13: S98-S107

Vermeeren A et al. (2002)[73]	15 hommes et 15 femmes	Zopiclone/ 7,5 mg	Test sur route (SDLP)
Bocca ML et al. (1999)[64]	9 hommes et 7 femmes	Zopiclone / 7,5 mg	Simulateur de conduite (SDLP)

Tableau 9 : Tableau récapitulatif des études mesurant l'influence de la zopiclone sur la conduite automobile chez des volontaires sains

Ce tableau résume les caractéristiques des différentes études qui ont évalué l'influence de la zopiclone sur la conduite automobile chez des sujets jeunes et en bonne santé. Le critère mesuré est la SDLP (Standard Deviation of Lateral Position) et les deux types de test utilisés sont le test de conduite sur route et le simulateur de conduite. Les résultats de ces études montrent une détérioration des capacités de conduite après l'administration d'une dose de 7,5 mg de zopiclone.

Parmi les tests de conduite sur route, l'étude de Volkerts[58] a mesuré les effets d'un traitement à la zopiclone 7,5 mg sur 2 nuits chez 16 femmes volontaires ayant un terrain insomniaque. Les résultats montrent une diminution significative des capacités de conduite durant la session de test du matin suivant la prise, mais pas lors de la session de l'après midi.

Dans l'étude de Vermeeren de 1998[72] les 28 volontaires ayant effectué le test ont également eu une diminution des capacités de conduite après une nuit de traitement. 11 et 6 h après l'administration d'une dose de 7,5 mg de zopiclone, la prise a entraîné des augmentations de SDLP respectivement de 5,0 et 8,25 cm.

Dans l'étude de Vermeeren de 2002[73], 30 volontaires sains (15 hommes et 15 femmes) âgés de 21 à 45 ans ont participé à un test de conduite sur route après administration d'une dose de zopiclone à 7,5 mg. Le test a été réalisé 10 à 11 heures après avoir reçu l'hypnotique. Les résultats de cette étude sont présentés dans la figure 14.

[73] Vermeeren A, Riedel WJ, van Boxtel MP, Darwish M, Paty I, Patat A (2002) Differential residual effects of zaleplon and zopiclone on actual driving: a comparison with a low dose of ethanol. Sleep. 25: 224-231

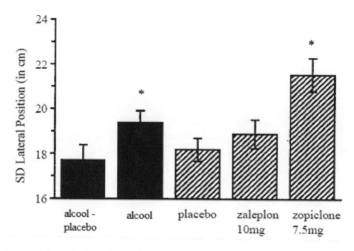

Figure 14 : Effet de l'alcool, de la zaleplon et de la zopiclone dans le test de conduite sur route[73]

Ce graphique représente les résultats d'un test de conduite sur route effectué après administration de 4 substances : l'alcool, un placebo, la zaleplon (un hypnotique non commercialisé en France) et la zopiclone à la dose de 7,5 mg. Le paramètre mesuré est la SDLP (Standard Deviation of Lateral Position), exprimée en cm. On peut observer une augmentation significative de ce paramètre après administration de la zopiclone.

Les résultats montrent que la moyenne de la SDLP du groupe placebo (18,2 ± 0,5 cm) est significativement différente de celle du groupe zopiclone (21,6 ± 0,8 cm), $p<0,001$. La différence estimée entre ces deux groupes est de 3,4 ± 0,5 cm.

Cette étude montre donc que la prise d'une dose de zopiclone à 7,5 mg a entraîné une diminution significative des capacités de conduite, et va donc dans le même sens que les conclusions des autres études utilisant le même test de conduite sur route.

L'étude de Bocca[64] a été réalisée sur simulateur de conduite, chez 16 volontaires (9 hommes et 7 femmes) jeunes et en bonne santé. Le test, qui dure 90 minutes, consiste à installer les sujets dans un simulateur de conduite constitué d'un siège de voiture associé à un volant et des pédales, avec un vidéoprojecteur et un ordinateur. Les sujets doivent conduire le long d'une route virtuelle en maintenant une position latérale aussi droite que possible et ce à

une vitesse aussi rapide que possible. Les résultats de cette étude sont présentés dans la figure
15.

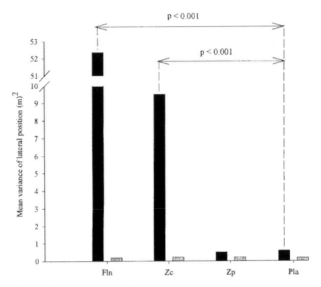

Figure 15 : Effets du flunitrazepam, de la zopiclone et du zolpidem dans le test de simulation
de conduite[64]

Ce graphique représente les effets du flunitrazepam (Fln) à 1 mg, de la zopiclone (Zc) à 7,5 mg et du zolpidem
(Zp) à 10 mg sur la conduite lors d'un test sur simulateur de conduite. Les produits ont été administrés 10h
(barres noires) et 12h (barres grises) avant de réaliser le test. Les résultats sont exprimés en variance moyenne
des SDLP (Standard Deviation of Lateral Position). On peut observer une augmentation significative de ce
paramètre 10h après l'administration de la zopiclone et du flunitrazepam.

Les résultats montrent que la SDLP est significativement augmentée 10 heures après la
prise de 7,5 mg de zopiclone. En revanche 12 heures après l'administration, ces effets ne sont
plus significatifs.

Ces études rejoignent les conclusions épidémiologiques de Barbone[51] qui a recueilli
les données de 19386 conducteurs impliqués dans un accident de voiture pour la première
fois, au Royaume Uni entre le 1er aout 1992 et le 30 juin 1995. Sur ces personnes 1731 avaient
l'habitude d'utiliser une substance psychoactive (antidépresseur tricyclique, benzodiazépine,
inhibiteur sélectif de la recapture de la sérotonine, et autres parmi lesquelles la zopiclone). Les

68

résultats de cette étude ont montré une association entre la prise de zopiclone et la survenue d'accidents de la route le lendemain de la prise.

Toutes ces études ont mesuré l'influence de la zopiclone sur la conduite automobile chez des personnes jeunes et en bonne santé. Chez ces sujets il a été constaté une diminution significative des capacités de conduite, cette conclusion peut donc aisément être extrapolée aux personnes âgées chez qui la pharmacocinétique est modifiée (allongement de la demi-vie d'élimination) et qui sont généralement polypathologiques donc polymédicamentées. Chez cette classe de la population, les effets de la zopiclone ont fait l'objet de peu d'études.

On peut malgré tout citer celle de Leufkens[74] : l'auteur a mené son étude sur 18 conducteurs en bonne santé (10 femmes et 8 hommes) dont la moyenne d'âge est de 64,3 ans. Les sujets qui ont reçu de la zopiclone à 7,5 mg ont été traités au coucher, soit entre 10 et 11 heures avant le test. Ce test est un test de conduite sur route standardisé et les performances cognitives ont été mesurées avant et après le test.

Les résultats de cette étude ont montré que la prise de zopiclone à 7,5 mg a significativement diminué les capacités de conduite ($p < 0,002$) et que cette diminution est ensuite modérée jusqu'à 11 heures après l'administration. Ils ont également constaté que l'ampleur de la perte des performances de conduite est comparable à celle retrouvée chez les sujets jeunes dans les études réalisées auparavant.

IV. 4) 3- **Conclusion**

De nombreuses études ont été menées sur l'influence des apparentés aux benzodiazépines sur la conduite automobile chez le sujet jeune. Le test le plus fréquemment utilisé est le test de conduite sur route car il offre l'avantage d'évaluer les effets résiduels des médicaments en conditions réelles de conduite. Les conclusions que l'on peut tirer de ces études est que le zolpidem est l'hypnotique le plus sûr actuellement car en plus d'être bien toléré il n'entraîne pas d'effets résiduels le lendemain de la prise. Cette affirmation est valable si l'administration a eu lieu au moins 8 heures avant la conduite. Si le médicament a été pris

---

[74] Leufkens TR et Vermeeren A (2009) Highway driving in the elderly the morning after bedtime use of hypnotics: a comparison between temazepam 20 mg, zopiclone 7.5 mg, and placebo. J Clin Psychopharmacol. 29(5):432-438

en milieu de nuit ou quelques heures seulement avant de conduire, une augmentation du risque d'accident de la route est notée. Cependant, des études doivent encore être menées pour mieux évaluer les effets sur la conduite chez la personne âgée.

Pour la zopiclone, la conclusion est différente. En effet, malgré une demi-vie courte, cet hypnotique semble entraîner une augmentation significative du risque d'accident de la route. A la dose de 7,5 mg les études montrent une augmentation de la SDLP avec le test de conduite sur route aussi bien qu'avec le simulateur de conduite ce qui signifie que la zopiclone entraîne des effets résiduels qui se manifestent le lendemain de la prise médicamenteuse.

Ces deux conclusions sont valables pour le sujet jeune mais pour le sujet âgé on peut s'attendre à des conséquences encore plus graves. Différentes études ont montré que le vieillissement est lié à des modifications pharmacocinétiques qui entraînent notamment une augmentation des concentrations plasmatiques et de la demi-vie d'élimination. Malheureusement il est actuellement difficile de vérifier cette hypothèse car les études évaluant l'influence des apparentés aux benzodiazépines sur la conduite automobile chez la personne âgée sont très peu nombreuses. Il en existe quelques unes qui ont permis de montrer que le zolpidem semble bénéficier d'une bonne innocuité s'il est pris au moins 8 heures avant la conduite.

En ce qui concerne la zopiclone, il semble qu'elle entraîne des effets résiduels susceptibles d'augmenter de façon significative le risque d'accident de la route, mais d'autres études doivent encore être menées pour connaître exactement le risque encouru.

Toutes ces études montrent en tout cas qu'il est important de respecter la posologie prescrite par le médecin, posologie qui doit être diminuée de moitié chez la personne âgée. Afin de confirmer cette recommandation, il serait de plus intéressant de mesurer, en parallèle des résultats de conduite sur route, les concentrations sanguines du zolpidem et de la zopiclone chez les sujets expérimentateurs. Cette mesure permettrait peut être de mettre en relation la diminution de la capacité de conduite avec les modifications pharmacocinétiques liées au vieillissement.

IV. 5) Etudes concernant les hypnotiques apparentés aux benzodiazépines en association avec d'autres substances

Le chapitre précédent a permis de mettre en lumière les risques liés à la prise d'un hypnotique apparenté aux benzodiazépines chez la personne jeune comme chez la personne âgée. Mais on peut aussi se poser la question de savoir quelle est l'évolution de ces risques lorsque la prise est associée à une autre substance, médicamenteuse ou non. Comme il a été rappelé dans un chapitre précédent, les personnes âgées sont en effet généralement polymédicamentées (polyprescription, automédication) et il n'est pas exclu que certaines consomment de temps à autre une boisson alcoolisée.

IV. 5) 1- Les principales interactions médicamenteuses avec les apparentés aux benzodiazépines

Dans cette partie seront étudiées les principales interactions pharmacocinétiques et pharmacodynamiques intervenant sur le zolpidem et la zopiclone. Ces informations proviennent principalement de la revue d'Hesse[75].

- **Le zolpidem**

L'aire sous la courbe du zolpidem est augmentée de 1,5 à 2 fois par les inhibiteurs des cytochromes P450 tels que le ketoconazole, l'érythromycine, le fluconazole ou la clarythromycine.

Bien qu'il n'y ait aucun changement pharmacocinétique significatif avec les antihistaminiques H_2, la coadministration de zolpidem et de cimétidine augmente de façon significative la durée de sommeil.

En ce qui concerne les antidépresseurs, les études n'ont montré aucune interaction pharmacocinétique ou pharmacodynamique avec la fluoxétine[76]. L'association avec la sertraline entraîne quant à elle une augmentation significative de la C_{max} et une diminution de

[75] Hesse LM, von Moltke LL, Greenblatt DJ (2003) Clinically important drug interactions with zopiclone, zolpidem and zaleplon. CNS Drugs. 17(7):513-532
[76] Piergies AA, Sweet J, Johnson M, Roth-Schechter BF, Allard S (1996) The effect of co-administration of zolpidem with fluoxetine: pharmacokinetics and pharmacodynamics. Int J Clin Pharmacol Ther. 34(4):178-183

la demi-vie[77], ce qui conduit à une augmentation de l'effet du zolpidem. La co-administration de ces deux médicaments est cependant considérée comme sûre car il n'y a pas d'effets résiduels avec le test DSST[73]. Enfin, lorsque l'imipramine 75 mg est co-administrée avec du zolpidem 20 mg, une augmentation des effets sédatifs de l'hypnotique est observée[75].

Certains antipsychotiques sont également susceptibles d'interagir avec le zolpidem. Ainsi, l'association avec la chlorpromazine augmente l'effet sédatif du zolpidem[78] et le même résultat est retrouvé lors de la coadministration avec l'halopéridol[77]. Dans les deux cas, il n'y a aucun changement du point de vue pharmacocinétique.

Enfin, l'administration concomitante d'alcool (éthanol) n'entraîne aucune modification pharmacocinétique mais augmente l'effet sédatif du zolpidem[79].

- **La zopiclone**

De la même façon que pour le zolpidem, les inhibiteurs de cytochromes P450 augmentent l'aire sous la courbe de la zopiclone, notamment l'itraconazole et l'érythromycine[75].

L'association de la zopiclone avec les antidépresseurs ne semble pas entraîner de modifications pharmacocinétiques[75].

La coadministration de zopiclone avec la chlorpromazine n'entraîne pas de changements pharmacocinétiques mais diminue de façon significative les performances globales[80].

L'association avec des benzodiazépines entraîne une diminution des performances psychomotrices une heure après absorption, mais ces effets sont de courte durée[81].

Enfin, lorsque l'alcool est administré en même temps qu'une prise de zopiclone, les paramètres pharmacocinétiques ne sont pas modifiés mais, comme pour le zolpidem, il y a une augmentation de l'effet sédatif de l'hypnotique et ce de façon additive[82].

---

[77] Allard S, Sainati SM, Roth-Schechter BF (1999) Coadministration of short-term zolpidem with sertraline in healthy women. J Clin Pharmacol. 39(2):184-191

[78] Desager JP, Hulhoven R, Harvengt C, Hermann P, Guillet P, Thiercelin JF (1988) Possible interactions between zolpidem, a new sleep inducer and chlorpromazine, a phenothiazine neuroleptic. Psychopharmacology. 96(1):63-66

[79] Wilkinson CJ (1995) The acute effects of zolpidem, administered alone and with alcohol, on cognitive and psychomotor function. J Clin Psychiatry. 56(7):309-318

[80] Mattila MJ, Vanakoski J, Mattila-Evenden ME, Karonen SL (1994) Suriclone enhances the actions of chlorpromazine on human psychomotor performance but not on memory or plasma prolactin in healthy subjects. Eur J Clin Pharmacol. 46(3):215-220

[81] Saano V, Hansen PP, Paronen P (1992) Interactions and comparative effects of zopiclone, diazepam and lorazepam on psychomotor performance and on elimination pharmacokinetics in healthy volunteers. Pharmacol Toxicol. 70(2):135-139

On peut également citer la carbamazépine qui entraîne l'augmentation significative des concentrations plasmatiques de la zopiclone lors d'une prise associée[83].

IV. 5) 2- __Etudes menées sur les hypnotiques apparentés aux benzodiazépines en association__

Il existe très peu d'études ayant évalué les effets de l'association des apparentés aux benzodiazépines à d'autres dépresseurs du système nerveux central sur la conduite automobile. Ce chapitre sera donc principalement basé sur des données épidémiologiques.

- **Le zolpidem**

Comme précisé dans le chapitre précédent, l'association du zolpidem avec des médicaments dépresseurs du système nerveux central, ou avec l'alcool, entraîne une majoration de l'effet sédatif. Cet effet a pour conséquence d'augmenter le risque de survenue d'accidents de la route.

Ainsi, dans une étude épidémiologique menée aux Etats-Unis[84], le zolpidem a été identifié dans le sang de 29 sujets arrêtés pour une mauvaise conduite sur route. Sur ces 29 cas, il a été retrouvé du zolpidem non associé dans le sang de 5 cas seulement. Pour les autres, l'hypnotique a toujours été associé à une autre substance, dont l'alcool dans 9 cas, des antidépresseurs dans 10 cas, des analgésiques narcotiques dans 7 cas, des myorelaxants dans 5 cas, des benzodiazépines dans 3 cas et enfin l'acide valproïque dans 2 cas. Chez ces personnes, les principaux symptômes décrits sont ceux d'une dépression du système nerveux central et notamment une mauvaise coordination, une diplopie ou une diminution de la vision, ou encore une hypotonie musculaire. De plus, les conducteurs ont généralement présenté une somnolence, une grande fatigue, une confusion et une désorientation.

[82] Kuitunen T, Mattila MJ, Seppala T (1990) Actions and interactions of hypnotics on human performance: single doses of zopiclone, triazolam and alcohol. Int Clin Psychopharmacol. 5 Suppl 2:115-130

[83] Kuitunen T, Mattila MJ, Seppälä T, Aranko K, Mattila ME (1990) Actions of zopiclone and carbamazepine, alone and in combination, on human skilled performance in laboratory and clinical tests. Br J Clin Pharmacol. 30(3):453-461

[84] Logan BK et Couper FJ (2001) Zolpidem and driving impairment. J Forensic Sci. 46(1):105-110

Ces données concordent avec les modifications pharmacocinétiques observées lors des interactions entre le zolpidem et d'autres produits dépresseurs du SNC. L'effet sédatif est potentialisé et la vigilance est ainsi altérée.

- **La zopiclone**

Si la majorité des études a montré que la prise de zopiclone entraîne une diminution des capacités de conduite, il existe en revanche très peu de littérature ayant évalué les effets de la zopiclone en association avec d'autres substances sur la conduite automobile.

Pourtant, une étude épidémiologique récente[85] a montré une fois de plus l'implication de ce médicament hypnotique dans la survenue d'accidents de la route. L'étude a pris en compte les échantillons sanguins et des questionnaires de conducteurs suspectés de conduite sous médicaments en Norvège, entre janvier 2000 et décembre 2007, soit 35756 personnes. Tous les échantillons ont subi une étude de screening en routine pour rechercher de l'alcool ou d'autres substances telles que le cannabis, la cocaïne, les opiacés, quelques benzodiazépines, les amphétamines et les apparentés aux benzodiazépines.

Sur les 8 ans de l'étude et sur les 35756 conducteurs testés, 880 se sont révélés positifs à la zopiclone, avec ou sans la présence d'autres substances, alors qu'un peu plus de 265 sont positifs au zolpidem, seul ou en association. Sur ce total de 1145 conducteurs sous l'emprise des apparentés aux benzodiazépines, seuls 165 ont été inclus dans l'étude car leur échantillon sanguin ne contenait que du zolpidem ou de la zopiclone, sans autre substance. Les résultats montrent que les concentrations plasmatiques de zopiclone sont en majorité supérieures aux doses thérapeutiques attendues. De plus le pourcentage de conducteurs dont la conduite est diminuée a tendance à augmenter avec la concentration de zopiclone retrouvée dans le sang, alors qu'il est significativement relié à la concentration sanguine d'alcool.

---

[85] Gustavsen I, Al-Sammurraie M, Mørland J, Bramness JG (2009) Impairment related to blood drug concentrations of zopiclone and zolpidem compared to alcohol in apprehended drivers. Accid Anal Prev. 41(3):462-466

Ces études montrent que le zolpidem ou la zopiclone sont généralement consommés avec d'autres substances elles-mêmes sédatives. Cette association augmente le risque de survenue d'accidents de la route. Cependant, les études évaluant l'impact réel de ces associations médicamenteuses sur la conduite automobile sont encore trop peu nombreuses, même si certaines sont en cours.

Il semble aujourd'hui important de poursuivre les recherches dans ce sens afin de mieux comprendre et prévoir les conséquences de la consommation de médicaments apparentés aux benzodiazépines associée à celle d'autres substances potentialisant l'effet sédatif.

Conclusion

L'objectif de cette thèse était de faire un point sur l'influence potentielle des hypnotiques apparentés aux benzodiazépines sur la conduite automobile le lendemain de la prise, notamment chez la personne âgée. Si la littérature est encore assez peu développée dans ce domaine, il ressort néanmoins quelques conclusions sur les deux molécules commercialisées en France : le zolpidem et la zopiclone.

Le zolpidem apparaît comme étant l'hypnotique le mieux toléré. Chez la personne âgée il n'entraîne pas d'effets résiduels le lendemain de la prise, lorsqu'il est pris au moins 8 heures avant le réveil, et il bénéficie d'une bonne innocuité. En revanche, les études menées chez le sujet jeune montrent la diminution des capacités de conduite s'il est pris en milieu de nuit. De telles études n'ont pas encore été menées chez la personne âgée mais on peut émettre l'hypothèse que ces effets sont semblables, voire plus lourds en conséquences compte tenu des modifications pharmacocinétiques liées à l'âge.

En ce qui concerne la zopiclone, il semble que cette molécule soit moins bien tolérée que le zolpidem. Chez le sujet jeune, les études ont montré une augmentation significative du risque de survenue d'accidents de la route le lendemain de la prise. On peut cependant déplorer la pauvreté de la littérature concernant les effets de la zopiclone sur la conduite automobile chez la personne âgée. La principale étude qui a évalué ces effets montre une diminution significative des capacités de conduite après administration d'une dose de 7,5 mg. On comprend ainsi la recommandation de diminuer la dose de moitié chez les sujets de plus de 65 ans.

On peut donc retenir que la littérature, bien que peu développée concernant ce sujet, suggère une influence notoire de ces produits sur les performances de conduite automobile chez la personne âgée. En attendant des conclusions plus précises sur l'utilisation des hypnotiques chez cette classe de la population, il semble indispensable de revoir les règles de prescription en France, notamment grâce à des projets comme le programme « Améliorer la prescription des psychotropes chez le sujet âgé, 2007-2010 »[2] proposé par l'HAS. Le pharmacien d'officine peut également agir en s'assurant lors de la délivrance que le patient aura bien compris l'importance d'une bonne observance. Il pourra ainsi rappeler, par exemple, que le comprimé doit être pris au moins 8 heures avant le réveil et qu'il est impératif de respecter les doses prescrites, même en cas d'apparition d'une tolérance.

Enfin, alors que le zolpidem semble être l'hypnotique le mieux toléré chez la personne âgée, il est également le plus utilisé au monde. Le laboratoire Sanofi-Aventis a donc commercialisé aux Etats-Unis en 2005 une nouvelle formulation du zolpidem : le zolpidem CR (controlled release). Le comprimé à libération modifiée est composé de deux couches, la première à libération immédiate induit le sommeil et la deuxième à libération contrôlée permet une libération continue pour maintenir le sommeil[86]. Les quelques études qui ont évalué ce nouveau médicament ne montrent pas d'effets significatifs sur la vigilance, la mémoire ou les fonctions motrices huit heures après la prise chez la personne âgée. Cependant les études menées à ce jour ont constaté une augmentation de la somnolence le jour suivant la prise par rapport au placebo.

Cela étant ce médicament n'est pas commercialisé en France et il demeure important de se concentrer sur les problèmes actuels de prescription et d'observance chez la personne âgée. La pratique officinale montre que les règles de prescription sont très rarement respectées et que la durée de prise est généralement prolongée au-delà de 4 semaines.

Malgré l'existence d'effets résiduels pour la zopiclone et d'effets indésirables lors d'une utilisation prolongée de zolpidem, il semble que la prescription des hypnotiques chez la personne âgée soit devenue un acte banal et mal contrôlé.

---

[86] Kirkwood C, Neill J, Breden E (2007) Zolpidem modified-release in insomnia. Neuropsychiatr Dis Treat. 3(5): 521–526

Liste des abréviations

5-HT : sérotonine

ACh : acétylcholine

Afssaps : Agence française de sécurité sanitaire des produits de santé

ALD : affection longue durée

ANDEM : Agence nationale pour le développement de l'évaluation médicale

Apnet : Association pédagogique nationale pour l'enseignement de la thérapeutique

BHE : barrière hémato encéphalique

CFF : critical flicker fusion

CNAM : Caisse Nationale d'Assurance Maladie

CRESIF : Comité régional d'éducation pour la santé d'Ile de France

CRT : combined reaction time

DA : dopamine

DIS : difficulty initiating sleep

DMS : difficulty maintaining sleep

DS : disrupted sleep

DSST : digit symbol substitution test

ECG : électrocardiogramme

EEG : électroencéphalogramme

EMA : early morning awake

GABA : acide gamma amino butyrique

Glu : glutamate

Gly : glycine

HAS : Haute Autorité de Santé

Hist : histamine

ICSD : International classification of sleep disorders

INSEE : Institut national de la statistique et des études économiques

LEEM : Les entreprises du médicament

MSLT : multiple sleep latency test

NA : noradrénaline

N-REM : non rapid eye movement

NRS : non restorative sleep

PAQUID : Personnes Agées Quid

REM : rapid eye movement

SCT : symbol copying test

SDLP : Standard Deviation of Lateral Position

SEM : standard error of the mean

SNC : système nerveux central

Références bibliographiques

[1] Wermuth CG (2006) Similarity in drugs: reflections on analogue design, Drug Discovery Today 11 (7-8): 348-354. Revue

[2] HAS (2007-2010) Programme Améliorer la prescription des psychotropes chez le sujet âgé

[3] Domart A et Bourneuf J (1987) Dictionnaire médical tome 2. Larousse thématique. Paris : Larousse. 995p, p. 849

[4] Adámková V, Hubácek JA, Lánská V, Vrablík M, Králová Lesná I, Suchánek P, Zimmelová P, Veleminský M (2009) Association between duration of the sleep and body weight. Physiol Res. 58(Suppl 1): S27-31

[5] Challamel MJ et Thirion M (1988) Le sommeil, le rêve et l'enfant. Paris, Éditions Ramsay

[6] Valatx JL (1996) Mécanismes du cycle veille-sommeil-rêve, Rev Prat. 46(20):2404-2410. Revue

[7] Jouvet M (1999) Sleep and serotonin: an unfinished story. Neuropsychopharmacology. 21(2 Suppl):24S-27S. Revue

[8] International Classification of Sleep Disorders. Second Edition (2005) Westchester IL: American Academy of Sleep Medicine

[9] Da Silva GB (2003) Quality of care in psychiatric hospitals: literature review and perspectives, Sante Publique. 15(2):213-22. Revue

[10] Clerc ME, Pereira C, Podevin M, Villeret S. (2006) Le marché du médicament dans cinq pays européens, structure et évolution en 2004 ; Drees, Etudes et résultats. n°502

[11] Griebel G, Perrault G, Letang V, Granger P, Avenet P, Schoemaker H, Sanger DJ (1999) New evidence that the pharmacological effects of benzodiazepine receptor ligands can be associated with activities at different BZ (omega) receptor subtypes, Psychopharmacology (Berl). 146(2):205-13

[12] Dictionnaire Vidal (2008) 84ème édition

[13] Desmeules J, Allaz AF, Roux E, Goumaz M, Berclaz O, Vernet P, Piguet V, Dayer P (2001) Opioïdes dans les douleurs chroniques non cancéreuses : un bénéfice avéré dans des situations bien identifiées. Revue Médicale Suisse, n°658

[14] Holm KJ, Goa KL (2000) Zolpidem: an update of its pharmacology, therapeutic efficacy and tolerability in the treatment of insomnia. Drugs. 59(4):865-89. Revue

[15] Noble S, Langtry HD, Lamb HM (1998) Zopiclone: an update of its pharmacology, clinical efficacy and tolerability in the treatment of insomnia. Drugs. 55(2):277-302. Revue

[16] Von Moltke LL, Greenblatt DJ, Granda BW, Duan SX, Grassi JM, Venkatakrishnan K, Harmatz JS, Shader RI (1999) Zolpidem metabolism in vitro: responsible cytochromes, chemical inhibitors, and in vivo correlations. Br J Clin Pharmacol. 48(1):89-97

[17] Gaillot J, Le Roux Y, Houghton GW, Dreyfus JF (1987) Critical factors for pharmacokinetics of zopiclone in the elderly and in patients with liver and renal insufficiency. Sleep. 10 Suppl. 1: 7-21

[18] da Silva Mda G, Boemer MR (2009) The experience of aging: a phenomenological perspective., Rev Lat Am Enfermagem. 17(3):380-386

[19] Insee, Estimations de population (résultats provisoires arrêtés fin 2008)

[20] Rajput V, Bromley SM (1999) Chronic insomnia: a practical review. Am Fam Physician 60:1431-1438

[21] Neubauer DN (1999) Sleep problems in the elderly. Am Fam Physician. 59:2551-2560.

[22] Monane M (1992) Insomnia in the elderly. J Clin Psychiatry. 53(Suppl):23-28

[23] Vitiello MV (2000) Effective treatment of sleep disturbances in older adults. Clin Cornerstone. 2(5):16–27

[24] Ohayon MM (2002) Epidemiology of insomnia: what we know and what we still need to know. Sleep Med Rev. 6(2):97–111. Revue

[25] Vitiello MV, Larsen LH, Moe KE (2004) Age-related sleep change: gender and estrogen effects on the subjective–objective sleep quality relationships of healthy, noncomplaining older men and women. J Psychosom Res. 56:503-510

[26] Moe KE (1999) Reproductive hormones, aging, and sleep. Semin Reprod Endocrinol, 17:339-348

[27] Chiu HF, Leung T, Lam LC, Wing YK, Chung DW, Li SW, Chi I, Law WT, Boey KW (1999) Sleep problems in Chinese elderly in Hong Kong. Sleep. 15;22(6):717-726

[28] Ohayon MM, Vecchierini MF, Lubin S (2000) Relationship between daytime sleepiness and cognitive functioning in an elderly population. J Sleep Res. 9: 143

[29] Brabbins, CJ, Dewey ME, Copeland JRM, Davidson IA, Mc William C, Saunders P, Sharma VK, Sullivan C (1993) Insomnia in the elderly: prevalence, gender differences and relationships with morbidity and mortality. Int J Geriatr Psychiatry. 8: 473–480

[30] Henderson S, Jorm AF, Scott LR, Mackinnon AJ,Christensen H, Korten AE (1995) Insomnia in the elderly: its prevalence and correlates in the general population. Med J Aust 162: 22–24

[31] Foley DJ, Monjan AA, Brown SL, Simonsick EM,Wallace RB, Blazer DG (1995) Sleep complaints among elderly persons: an epidemiologic study of three communites. Sleep 18: 425–432

[32] Blazer DG, Hays JC, Foley DJ (1995) Sleep complaints in older adults: a racial comparison. J Gerontol A Biol Sci Med Sci. 50: M280–M284

[33] Ganguli M, Reynolds CF, Gilby JE (1996) Prevalence and persistence of sleep complaints in a rural older community sample: theMoVIES project. J Am Geriatr Soc. 44: 778–784

[34] Newman AB, Enright PL, Manolio TA, Haponik EF, Wahl PW (1997) Sleep disturbance, psychosocial correlates, and cardiovascular disease in 5201 older adults: the Cardiovascular Health Study. J Am Geriatr Soc. 45: 1–7

[35] Mallon L, Hetta J (1997) A survey of sleep habits and sleeping difficulties in an elderly Swedish population. Ups J Med Sci. 102: 185–197

[36] Maggi S, Langlois JA, Minicuci N, Grigoletto F, Pavan M, Foley DJ, Enzi G (1998) Sleep complaints in community dwelling older persons: prevalence, associated factors, and reported causes. J Am Geriatr Soc. 46: 161–168

[37] Yamaguchi N, Matsubara S, Momonoi F, Morikawa K, Takeyama M, Maeda Y (1999) Comparative studies on sleep disturbance in the elderly based on questionnaire assessments in 1983 and 1996. Psychiatry Clin Neurosci. 53: 261–262

[38] Barbar SI, Enright PL, Boyle P, Foley D, Sharp DS, Petrovitch H, Quan SF (2000) Sleep disturbances and their correlates in elderly Japanese American men residing in Hawaii. J Gerontol A Biol Sci Med Sci. 55: M406–411

[39] Ohayon MM, Zulley J, Guilleminault C, Smirne S, Priest RG (2001) How age and daytime activities are related to insomnia in the general population? Consequences for elderly people. J Am Geriatr Soc. 49: 360–366

[40] Fourrier A, Letenneur L, Dartigues JF, Decamps A, Begaud B (1996) Consommation médicamenteuse chez le sujet âgé vivant à domicile et en institution à partir de la cohorte PAQUID : importance de la polymédication et utilisation des psychotropes. Rev Geriatr. 21:473-482

[41] Olubodun JO, Ochs HR, von Moltke LL, Roubenoff R, Hesse LM, Harmatz JS, Shader RI, Greenblatt DJ (2003) Pharmacokinetic properties of zolpidem in elderly and young adults: possible modulation by testosterone in men. Br J Clin Pharmacol. 56(3):297-304

[42] Woodward M (1999) Hypnosedatives in the elderly: a guide to appropriate use. CNS Drugs. 11:263-279

[43] Ferchichi S, Antoine V (2004) Le bon usage des médicaments chez la personne âgée. La Revue de Médecine Interne. 25 (8):582-590

[44] Woodhouse KW, James OFW (1990) Hepatic drug metabolism and ageing. Br Med Bull. 46: 22-35

[45] Queneau P, Trombert B, Carpentier F, Trinh-Duc A, Bannwarth B, Bouget J et l'Apnet (2005) Adverse drug effects: a prospective study by Apnet performed in seven emergency care units in France: propositions for preventive measures. Ann Pharm Fr. 63: 131-142

[46] Doucet J, Jego A, Noel D, Geffroy CE, Capet C, Coquard A, Couffin E, Fauchais AL, Chassagne P, Mouton-Schleifer D, Bercoff E (2002) Preventable and Non-Preventable Risk Factors for Adverse Drug Events Related to Hospital Admissions in the Elderly: A Prospective Study. Clinical Drug Investigation. 22(6):385-392

[47] Lecadet J, Vidal P, Baris B, Vallier N, Fender P, Allemand H et le groupe Médipath (2003) Médicaments psychotropes : consommation et pratiques de prescription en France métropolitaine. I. Données nationales, 2000, Revue médicale de l'assurance maladie. 34, n° 2

[48] CRESIF (2001) Observance thérapeutique chez les personnes âgées : Synthèse documentaire, Colloque des 12 et 13 novembre 2001

[49] Collin J et Ankri J (2003) La problématique de la consommation de médicaments psychotropes chez les personnes âgées en France et au Québec. Fondation Nationale de Gérontologie. Gérontologie et société. n° 107 ISSN 0151-0193 :149 à 165

[50] Afssaps (2009) Mise au point- Médicaments et conduite automobile

[51] Barbone F, McMahon AD, Davey PG, Morris AD, Reid IC, McDevitt DG, MacDonald TM (1998) Association of road-traffic accidents with benzodiazepine use. Lancet. 352(9137): 1331-1336

[52] Neutel CI, Hirdes JP, Maxwell CJ, Patten SB (1996) New evidence on benzodiazepine use and falls: the time factor. Age Ageing. 25(4):273-278

[53] Ray WA, Fought RL, Decker MD (1992) Psychoactive drugs and the risk of injurious motor vehicle crashes in elderly drivers. Am J Epidemiol. 136(7):873-883

[54] Hemmelgarn B, Suissa S, Huang A, Boivin JF, Pinard G (1997) Benzodiazepine use and the risk of motor vehicle crash in the elderly. Jama. 278:27-31

[55] Greenblatt DJ, Harmatz JS, Engelhardt N, Shader RI (1989) Pharmacokinetic determinants of dynamic differences among three benzodiazepine hypnotics. Flurazepam, temazepam, and triazolam. Arch Gen Psychiatry. 46(9):793

[56] Hindmarch I (1982) Critical Flicker Fusion Frequency (CFF): The Effects of Psychotropic Compounds. Pharmacopsychiatry. 15: 44-48

[57] Verster JC, Veldhuijzen DS, Volkerts ER (2004) Residual effects of sleep medication on driving ability Sleep Med Rev. 8(4):309-25. Revue

[58] Volkerts ER, van Laar MW, van Willigenburg APP, Plomp TA, Maes R.AA (1992) A comparative study of on-the-road and simulated driving performance after nocturnal treatment with lormetazepam 1 mg and oxazepam 50 mg. Hum Psychopharmacol. 7: 297-309

[59] Meskali M, Berthelon C, Marie S, Denise P, Bocca ML (2009) Residual effects of hypnotic drugs in aging drivers submitted to simulated accident scenarios: an exploratory study. Psychopharmacology, 207(3):461-467

[60] O'Hanlon JF (1984) Driving performance under the influence of drugs: rationale for, and application of, a new test. Br J Clin Pharmacol. 18 Suppl 1:121S-129S

[61] Volkerts ER, Louwerens JW, Gloerich ABM, Brookhuis KJ, O'Hanlon JF (1984) Zopiclone's residual effect upon actual driving performance versus those of nitrazepam and flunitrazepam. VSC, Report 84-10, Traffic Research Centre, Groningen, The Netherlands

[62] O'Hanlon JF et Volkerts ER (1986) Hypnotics and actual driving ability. Acta psychiatr Scand. 74(suppl 332): 95-104

[63] Brookhuis KA, Volkerts ER, O'Hanlon JF (1990) Repeated dose effects of lormetazepam and flurazepam upon driving performance. Eur J Clin Pharmacol. 38: 1-5

[64] Bocca ML, Le Doze F, Etard O, Pottier M, L'Hoste J, Denise P (1999) Residual effect of zolpidem 10 mg and zopiclone 7.5 mg versus flunitrazepam 1 mg and placebo on driving performance and occular saccades. Psychopharmacology. 143: 373-379

[65] Unden M, Schechter BR (1996) Next day effects after nighttime treatment with zolpidem: a review. Eur Psychiatry. 11 Suppl.1: 21S-30

[66] Leppik IE, Roth-Schechter GB, Gray GW, Cohn MA, Owens D (1997) Double-blind, placebo-controlled comparison of zolpidem and triazolam and temazepam in elderly patients with insomnia. Drug Dev Res. 40: 230-238

[67] Scharf M, Vogel G, Kaffeman M, Ochs RF (1991b) Dose-response of zolpidem in elderly patients with chronic insomnia. Sleep Res. 20: 84

[68] Fairweather DB, Kerr JS, Hindmarch I (1992) The effects of acute and repeated doses of zolpidem on subjective sleep, psychomotor performance and cognitive function in elderly volunteers. Eur J Clin Pharmacol. 43: 597-601

[69] Scharf MB, Mayleben DW, Kaffeman M, Krall R, Ochs R (1991a) Dose response effects of zolpidem in normal geriatric subjects. J Clin Psychiatry. 52: 77-83

[70] Carskadon MA, Dement WC, Mitler MM, Roth T, Westbrook PR, Keenan S (1986) Guidelines for the multiple sleep latency test (MSLT): a standard mesure of sleepiness. Sleep. 9: 519-524

[71] Verster JC, Volkerts ER, Schreuder AH, Eijken EJ, van Heuckelum JH, Veldhuijzen DS, Verbaten MN, Paty I, Darwish M, Danjou P, Patat A (2002) Residual effects of middle-of-the-night administration of zapeplon and zolpidem on driving ability, memory functions, and psychomotor performance. J Clin Psychopharmacol. 22(6):576-583

[72] Vermeeren A, Danjou PE, O'Hanlon JF (1998) Residual effects of evening and middle-of-the-night administration of zaleplon 10 and 20 mg on memory and actual driving performance. Hum Psychopharmacol Clin Exp. 13: S98-S107

[73] Vermeeren A, Riedel WJ, van Boxtel MP, Darwish M, Paty I, Patat A (2002) Differential residual effects of zaleplon and zopiclone on actual driving: a comparison with a low dose of ethanol. Sleep. 25: 224-231

[74] Leufkens TR et Vermeeren A (2009) Highway driving in the elderly the morning after bedtime use of hypnotics: a comparison between temazepam 20 mg, zopiclone 7.5 mg, and placebo. J Clin Psychopharmacol. 29(5):432-438

[75] Hesse LM, von Moltke LL, Greenblatt DJ (2003) Clinically important drug interactions with zopiclone, zolpidem and zaleplon. CNS Drugs. 17(7):513-532

[76] Piergies AA, Sweet J, Johnson M, Roth-Schechter BF, Allard S (1996) The effect of co-administration of zolpidem with fluoxetine: pharmacokinetics and pharmacodynamics. Int J Clin Pharmacol Ther. 34(4):178-183

[77] Allard S, Sainati SM, Roth-Schechter BF (1999) Coadministration of short-term zolpidem with sertraline in healthy women. J Clin Pharmacol. 39(2):184-191

[78] Desager JP, Hulhoven R, Harvengt C, Hermann P, Guillet P, Thiercelin JF (1988) Possible interactions between zolpidem, a new sleep inducer and chlorpromazine, a phenothiazine neuroleptic. Psychopharmacology. 96(1):63-66

[79] Wilkinson CJ (1995) The acute effects of zolpidem, administered alone and with alcohol, on cognitive and psychomotor function. J Clin Psychiatry. 56(7):309-318

[80] Mattila MJ, Vanakoski J, Mattila-Evenden ME, Karonen SL (1994) Suriclone enhances the actions of chlorpromazine on human psychomotor performance but not on memory or plasma prolactin in healthy subjects. Eur J Clin Pharmacol. 46(3):215-220

[81] Saano V, Hansen PP, Paronen P (1992) Interactions and comparative effects of zopiclone, diazepam and lorazepam on psychomotor performance and on elimination pharmacokinetics in healthy volunteers. Pharmacol Toxicol. 70(2):135-139

[82] Kuitunen T, Mattila MJ, Seppala T (1990) Actions and interactions of hypnotics on human performance: single doses of zopiclone, triazolam and alcohol. Int Clin Psychopharmacol. 5 Suppl 2:115-130

[83] Kuitunen T, Mattila MJ, Seppälä T, Aranko K, Mattila ME (1990) Actions of zopiclone and carbamazepine, alone and in combination, on human skilled performance in laboratory and clinical tests. Br J Clin Pharmacol. 30(3):453-461

[84] Logan BK et Couper FJ (2001) Zolpidem and driving impairment. J Forensic Sci. 46(1):105-110

[85] Gustavsen I, Al-Sammurraie M, Mørland J, Bramness JG (2009) Impairment related to blood drug concentrations of zopiclone and zolpidem compared to alcohol in apprehended drivers. Accid Anal Prev. 41(3):462-466

[86] Kirkwood C, Neill J, Breden E (2007) Zolpidem modified-release in insomnia. Neuropsychiatr Dis Treat. 3(5): 521–526

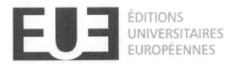

ÉDITIONS
UNIVERSITAIRES
EUROPÉENNES

Une maison d'édition scientifique

vous propose

la publication gratuite

de vos articles, de vos travaux de fin d'études, de vos mémoires de master, de vos thèses ainsi que de vos monographies scientifiques.

Vous êtes l'auteur d'une thèse exigeante sur le plan du contenu comme de la forme et vous êtes intéressé par l'édition rémunérée de vos travaux? Alors envoyez-nous un email avec quelques informations sur vous et vos recherches à: info@editions-ue.com.

Notre service d'édition vous contactera dans les plus brefs délais.

Éditions universitaires européennes
est une marque déposée de
Südwestdeutscher Verlag für
Hochschulschriften GmbH & Co. KG
Dudweiler Landstraße 99
66123 Sarrebruck
Allemagne

Téléphone : +49 (0) 681 37 20 271-1
Fax : +49 (0) 681 37 20 271-0
Email : info[at]editions-ue.com
www.editions-ue.com

48228648R00056

Printed in Poland
by Amazon Fulfillment
Poland Sp. z o.o., Wrocław